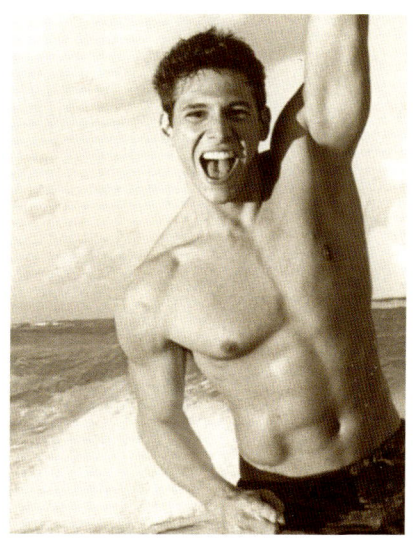

Cyrus A. Rahman | Manfred Schwarz

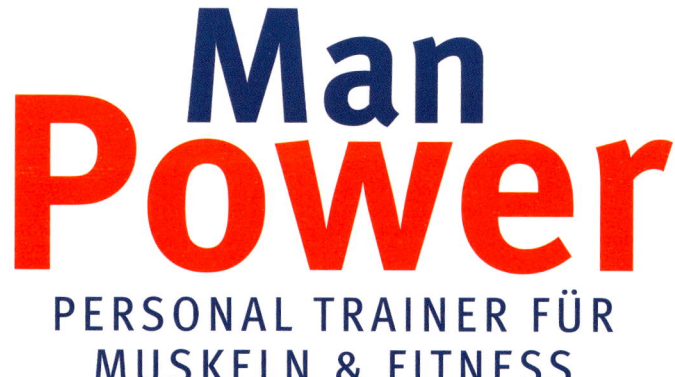

# Man Power

## PERSONAL TRAINER FÜR MUSKELN & FITNESS

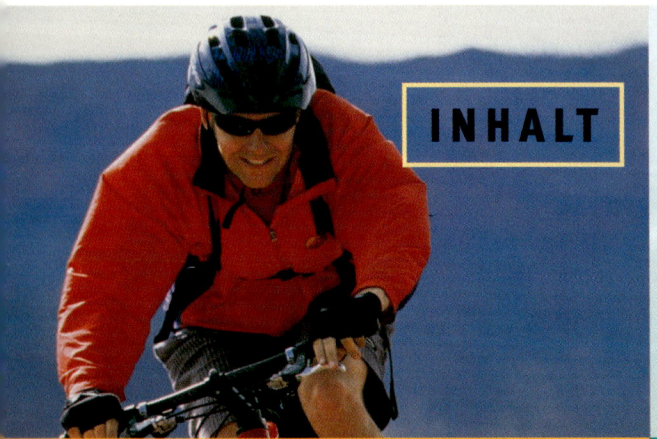

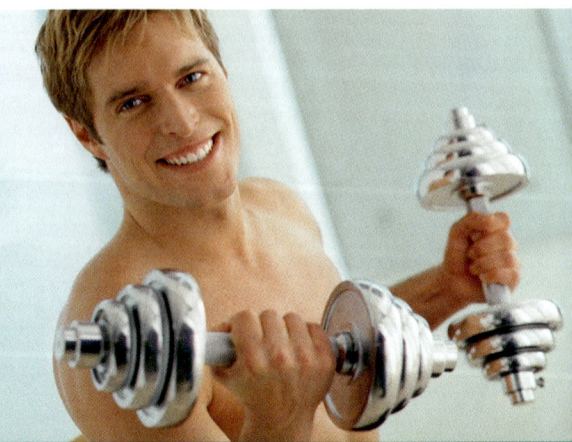

# INHALT

## ➤ AUF DIE PLÄTZE, FERTIG, LOS ...

**8 Ihr ganz persönlicher Weg zur Fitness**

9 Gesundheit und Kraft – tun Sie etwas dafür

10 Die 10 besten Gründe, fit zu sein

13 Fitness-Ziele: Ausdauer, Kraft, Balance

14 Oft gefragt – rund ums Training

**15 Check-up: Bevor's richtig losgeht**

15 Wunderwerk Körper

20 Das sind Sie heute: Ihre Fitness-Daten
Fitness-Test mit Auswertung

**29 Die richtigen Sportarten für Ihren Typ**

29 Welcher Sport passt zu mir?

30 28 beliebte Sportarten

## ➤ IHR PERSONAL TRAINING

**40 Alles ist möglich: Die Planung**

40 Sind Sie es sich wert?

41 Die 10 besten Motivationstipps

42 Und wo sporteln Sie?

44 Die optimale Ausrüstung

45 So bauen Sie ein effektives Training auf

48 Oft gefragt – rund um den Kraft- und Ausdauersport

**50 Basisprogramm für mehr Kraft**

50 Warum Muskeln?

52 Die wichtigsten Muskeln im Überblick

54 Die besten Haltungstipps für Alltag und Training

56 Das Manpower-Muskelprogramm

56 6 Einsteigerübungen

57 *Die Beinmuskeln*

58 *Die Bauchmuskulatur*

60 *Die Brustmuskulatur*

61 *Die Muskeln am mittleren und oberen Rücken*

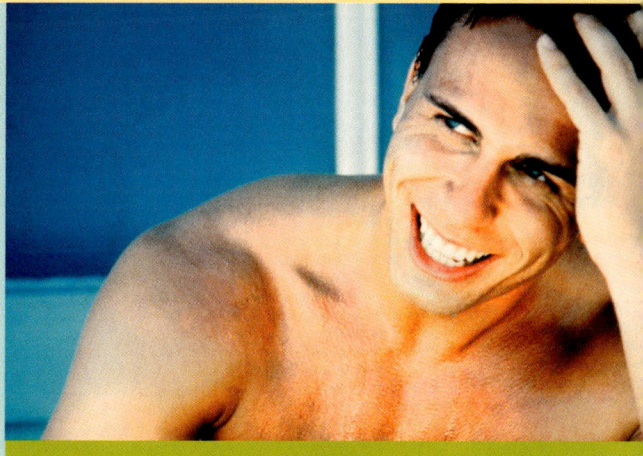

64 Und jetzt: Übungen für Fortgeschrittene

64 *Gesäß- und Beinmuskulatur*

65 *Die Bauchmuskulatur*

66 *Die Rückenmuskulatur*

67 *Die Brustmuskulatur*

68 *Der Trapezmuskel*

69 *Der breite Rückenmuskel*

71 *Die Schultermuskulatur*

73 *Die Arme: Bizeps*

74 *Die Arme: Trizeps*

75 Power im Büro und auf die Schnelle

79 Die Manpower-Krafttrainingspläne

84 **Dauerpower: Ausdauertraining**

84 So trainieren Sie Ihre Ausdauer

88 Ausdauertraining: Die vier besten Ideen

92 Die Manpower-Ausdauertrainingspläne

95 **Ausdauer spezial: Fatburning**

97 Der richtige Sport, das richtige Essen

98 Ran an den Speck!

99 Die Fatburner-Trainingspläne

102 **Muskeln brauchen Dehnung**

104 Die Manpower-Dehnübungen

111 Dehnübungen im Büro

112 Die Manpower-Stretching-Pläne

## ➤ SO FÜHLEN SIE SICH RICHTIG WOHL

116 *Die richtige Ernährung*

116 Und was essen Sie?

117 Die besten Tipps auf dem schlanken Weg

118 Grundlagen der gesunden Ernährung

120 Sport und Essen: Das passiert im Körper

120 Die Manpower-Ernährungstipps

121 Gut essen: Die besseren Alternativen

127 *Entspannt und attraktiv*

130 Einfach mal wieder abschalten ...

131 Und wie entspannen Sie am besten?

132 Rundum gepflegt

135 *Die richtigen Entspannungs-methoden für Ihren Typ*

136 14 bewährte Entspannungstechniken

### ZUM NACHSCHLAGEN

140 Die Website

140 Bücher, Adressen & Links, die weiterhelfen

142 Register

143 Impressum

144 Der Manpower-Typentest

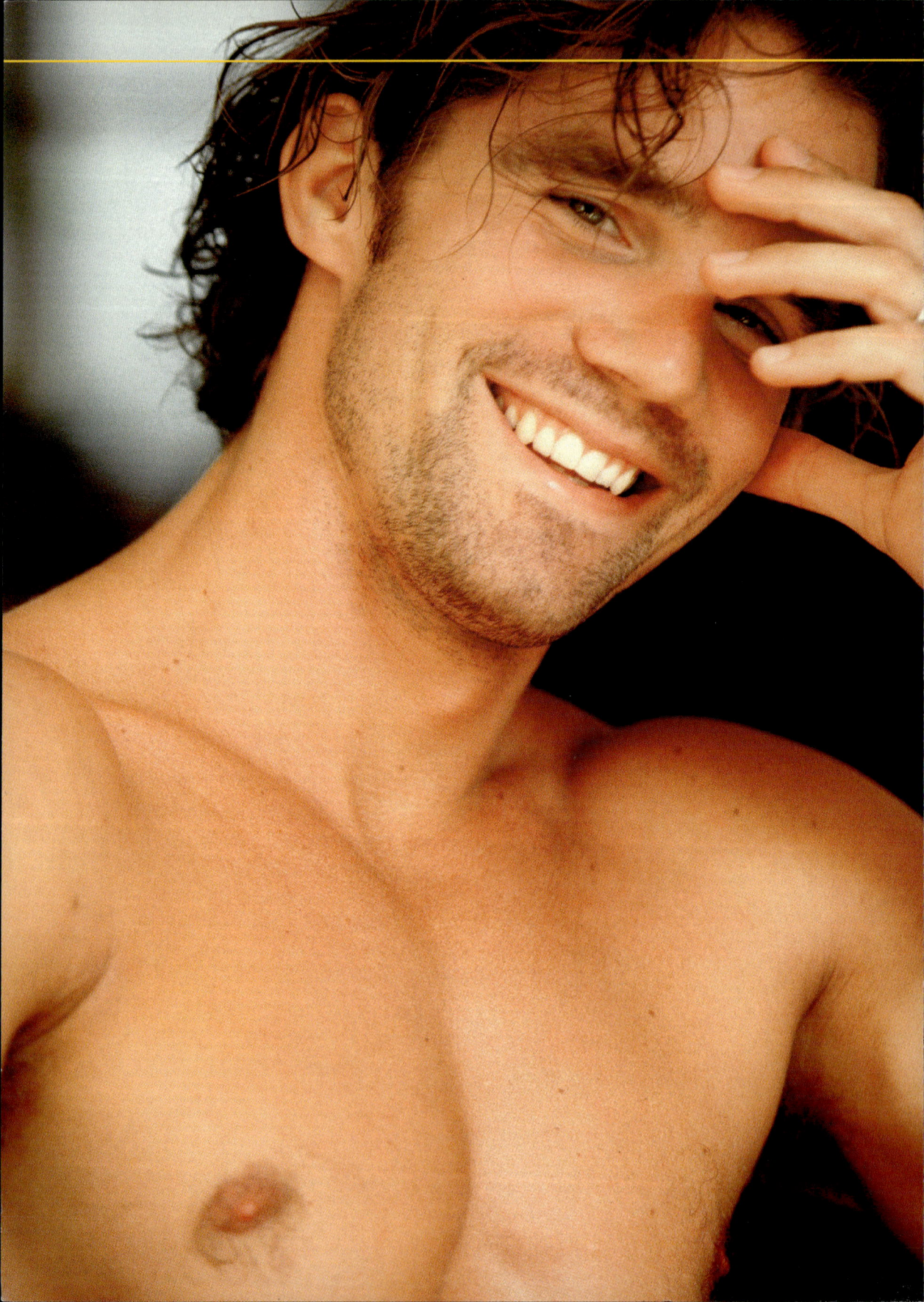

# VORWORT

Jeder redet heute von Fitness. Und von Bodystyling, Fatburning und anderen trendigen Dingen mehr. Und hat da auch von allerlei Patentrezepten und Versprechungen für schnelle Erfolge gehört ...

Doch aus eigener Erfahrung als Sportler und Arzt weiß ich: Ohne eigenes Engagement wird niemand gesund und leistungsfähig. Auch die überflüssigen Pfunde verschwinden nicht von allein. Und: Wir sind eben nicht alle gleich. Deshalb gibt es einfach keine »Pauschalrezepte«, die für jeden gleichermaßen geeignet sind. Vielmehr kommt es darauf an, genau die Sportart und die Übungen zu finden, die für den eigenen Körpertyp und den aktuellen Trainingszustand die richtigen sind.

Darum muss ein Fitness-Buch seine Leser da abholen, wo sie stehen. Die Autoren dieses Buches tun dies – und mehr noch: Sie nehmen ihre Leser an die Hand. Zwei Besonderheiten zeichnen diesen Ratgeber dabei aus: Er wendet sich eigens an Männer. Und er basiert auf den Prinzipien des Personal Fitness Training.

So wird neben Tipps und Tricks zum sportlichen Training auch grundlegendes Wissen rund um Ernährung und Entspannung vermittelt. Denn gerade bei diesen Themen sind Männer meist weit weniger kompetent als Frauen. Mit diesem Buch können Sie Ihre Wissenslücken schließen.

Doch bevor Sie als Leser ins Schwitzen kommen, setzen die Autoren zwei Tests: Zunächst findet »Mann« heraus, welcher Typ er ist (siehe Test auf der hinteren Umschlagklappe). Darauf basieren Trainingsprogramme, die beim Muskelaufbau helfen, die Ausdauerleistung steigern, die Fettverbrennung ankurbeln und die Beweglichkeit verbessern. Dabei orientieren sich die Autoren an drei grundlegenden Körpertypen, im Buch Ausdauertyp, Athlet und Krafttyp genannt. Die Typen – und die zugehörigen Symbole – helfen bei der Orientierung, so dass jeder Leser die für ihn relevanten Informationen schnell findet. Und ab Seite 20 folgt der Fitness-Test, der Ihnen Auskunft über Ihren aktuellen Trainingszustand gibt.

Dann geht es los mit dem eigentlichen Training. Das Buch enthält zum Thema Muskelaufbau ausschließlich Übungen, für die man ein Minimum an Equipment braucht. Alle Übungen kann man auch zu Hause durchführen. Bei den Ausdauersportarten finden Sie Tipps zu »Königsdisziplinen« wie Walking, Laufen und Radfahren.

Außerdem erfahren Sie, welche Sportarten und Entspannungstechniken für Sie zusätzlich empfehlenswert sind. Denn auch dabei sind die richtige Auswahl der Übungen und Sportarten sowie typgerechte Trainingsanleitungen Voraussetzungen für den Erfolg. Hier bringen die Autoren ihr Know-how aus dem Personal Training ein.

Und: Das Buch lässt den Leser nicht mit guten Tipps zum Training allein. Es gibt immer wieder Motivationshilfe, wenn der Schwung mal fehlt. Denn auf Dauer gesund und fit ist nur, wer einsteigt – und dranbleibt.

In diesem Sinne: Viel Erfolg bei Ihrem Personal Fitness Training wünscht Ihnen

Ihr Dr. Thomas Wessinghage

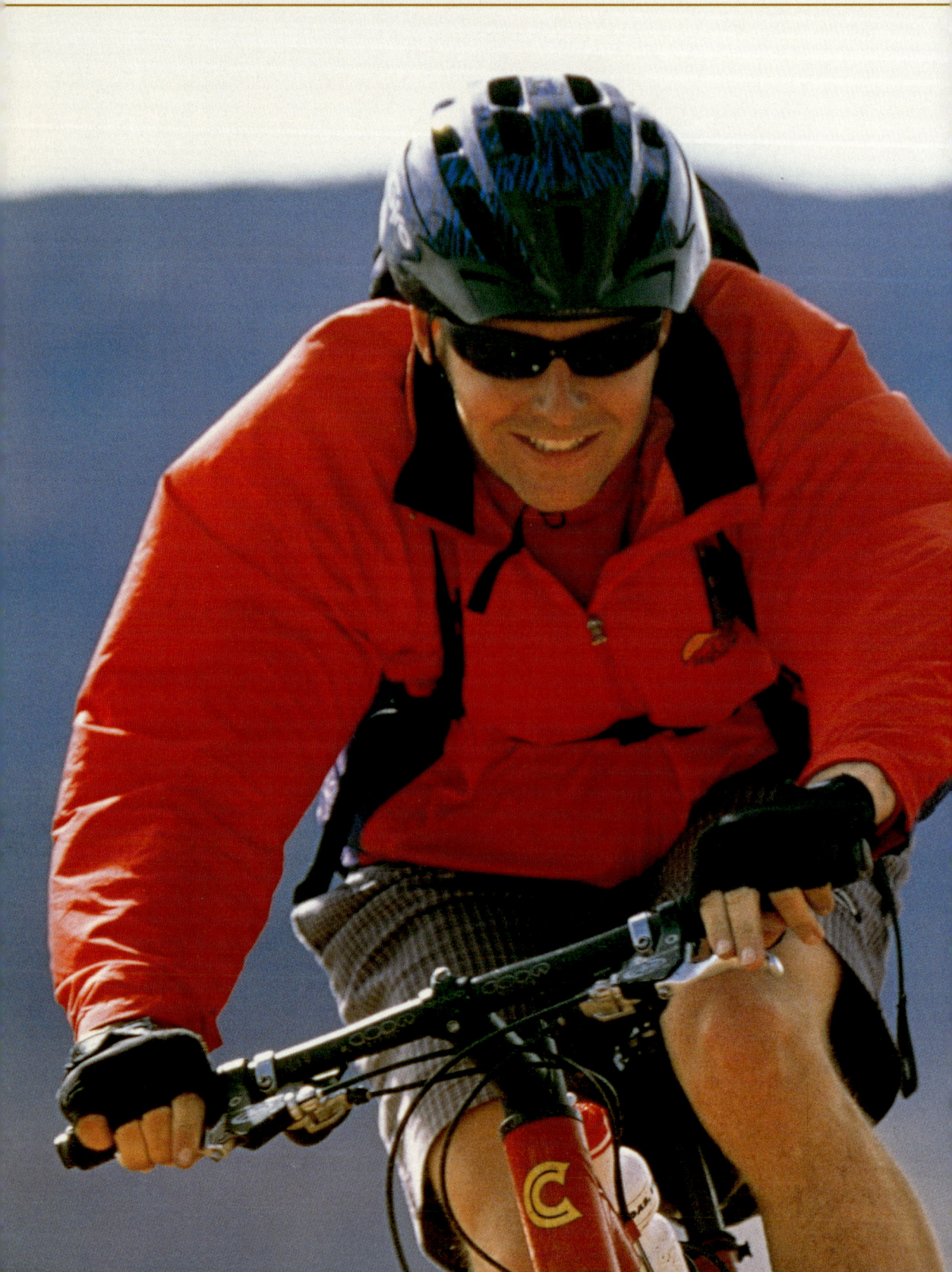

# AUF DIE PLÄTZE, FERTIG, LOS ...

**Abnehmen, fit werden...** viele Männer nehmen sich immer wieder mal vor, »jetzt aber wirklich was zu tun«. Oft scheitern diese Vorhaben – und häufig, weil das Training einfach nicht das passende war! In diesem Buch lernen Sie Personal Fitness Training kennen. Dabei geht es um Sie: welcher Körpertyp Sie sind, wie Ihre aktuelle Fitness aussieht – und welche Ziele Sie mit Sport erreichen wollen.

# IHR GANZ PERSÖNLICHER WEG ZUR FITNESS

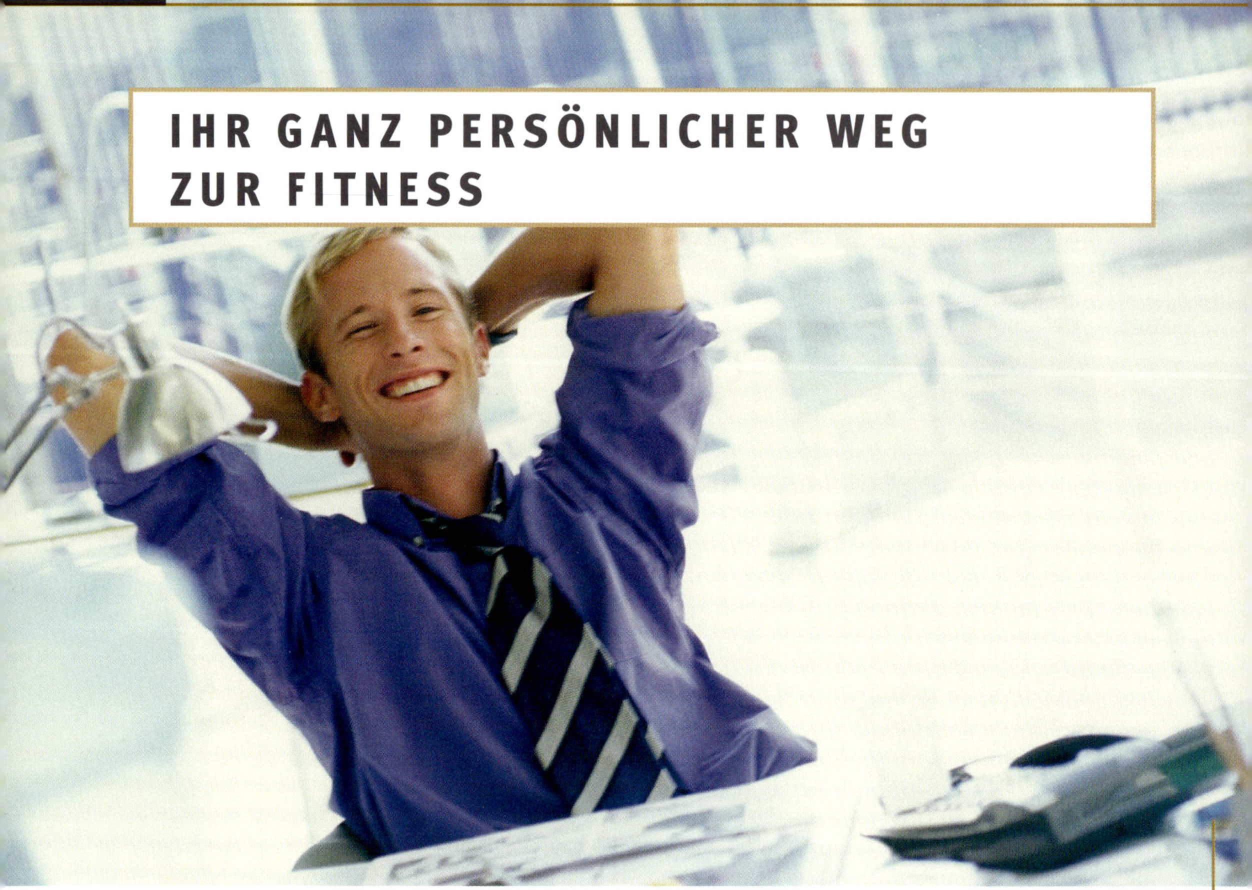

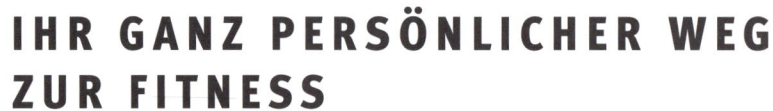

*Fit und leistungsfähig im Alltag – wie Sie das schaffen? Mit dem Konzept des Personal Fitness Training finden Sie Ihren ganz individuellen Weg!*

Unser Körper ist ein Kunstwerk aus Muskeln, Sehnen, Nerven … und grundsätzlich dafür geschaffen, sich regelmäßig und viel zu bewegen. Schließlich wurde er im Laufe der Evolution immer weiter optimiert, damit der Mensch für das Leben und Überleben als Jäger und Sammler fit war.

Die Steinzeit ist vorbei. Und bis vor einigen Jahrzehnten war körperliche Arbeit ein gewisser Ausgleich für das Jagen und Kämpfen: Immer noch bekam der Körper die nötige Bewegung. Die meisten Menschen sitzen jedoch heute am Schreibtisch, im Auto oder stehen in der Montagehalle. Kurzum: Man ist zwar ständig beschäftigt – aber den modernen »Büroarbeitern« mangelt es an Bewegung.

Was sich über Zehntausende von Jahren entwickelt hat, lässt sich nicht innerhalb weniger Jahre »umprogrammieren«. Das bedeutet: Muskeln müssen benutzt werden. Wenn sie sich nicht bewegen dürfen, schrumpfen sie. Wir nehmen zu und werden schlaff und kraftlos.

Unser Körper ist darauf ausgelegt, bis Anfang 30 Höchstleistungen zu bringen. Dann lässt sein Leistungsvermögen nach – bis zum 50. Lebensjahr verringert es sich bei Männern um etwa 30 Prozent, wenn man nicht ganz gezielt dagegen arbeitet.

Der durchschnittliche Gesundheitszustand der deutschen Männer ist heute alarmierend: So klagen laut verschiedener Studien mehr als die Hälfte über Schlafstörungen und Müdigkeit, etwa ebenso viele über Gelenk- und Rückenschmerzen. Jeder dritte Mann leidet unter Sodbrennen und Magenproblemen – und die meisten außerdem unter Stress und Kopfschmerzen.

## GESUNDHEIT UND KRAFT – TUN SIE ETWAS DAFÜR

Gegen solche Beschwerden kommen Sie nur an, wenn Sie sich bewegen. Aktiv werden müssen Sie unter anderem für …

➤ *… einen langen Atem:*
Herz und Lunge arbeiten nach dem 30. Lebensjahr nicht mehr so gut. Ohne Bewegung wird man schneller kurzatmig, fühlt sich ausgelaugt und hat zu nichts mehr richtig Lust.

➤ *… eine tolle Silhouette:*
Der Stoffwechsel wird mit der Zeit »träger« – Bewegung hält ihn in Schwung.

➤ *… einen starken Rückhalt:*
Knorpelgewebe und Gelenke verlieren an Stabilität. Untrainiert machen die meisten Männer im Laufe der Zeit unliebsame Bekanntschaft mit Rücken- und Gelenkproblemen.

➤ *… Ihre interne »Körperpolizei«:*
Der Körper verliert mit den Jahren die Fähigkeit, sich gegen innere Störungen und gegen Einflüsse aus der Umwelt zu wehren. Dazu kommen Überernährung, der Konsum schädlicher Genussmittel wie Tabak und Alkoholika. Wer nicht gezielt etwas für seine Gesundheit tut, wird immer anfälliger für Krankheiten.

---

### INFO

*Wie dieses Buch »funktioniert«*

TRAINING MUSS in erster Linie individuell sein – so wie Personal Fitness Training: Es berücksichtigt Ihre persönliche Ausgangssituation. Mit diesem Buch als »Trainingsbegleiter« können Sie die für Sie optimalen Maßnahmen auswählen. Fast so, als hätten Sie Ihren eigenen Fitness-Trainer engagiert – der Ihre persönlichen Vorlieben, den Körpertyp, den Ist-Zustand und die individuellen Ziele berücksichtigt. Der beim Motivieren hilft. Und durch individuell angepasste Übungen und typgerechte Anleitungen schnell sichtbare Erfolge unterstützt.

♦ **Startposition klären:** Wichtig ist vor allem die Frage: Welcher Körpertyp sind Sie? Das erfahren Sie, wenn Sie den Test auf der hinteren Umschlagklappe machen. Dabei bekommen Sie schnell einen Überblick über Ihre ganz individuellen Stärken – und wie Sie diese effektiv nutzen können. Im gesamten Buch wird immer wieder auf die Ergebnisse dieses Tests Bezug genommen.

♦ **Ziele bestimmen:** Um zu wissen, wie Sie am effektivsten trainieren, müssen Ihre Ziele klar sein: Sie wollen mehr Muskeln, vielleicht auch weniger Fett am Körper? Oder trainieren Sie vor allem für mehr Ausdauer, für innere Balance und um Stress abzubauen? Für jedes Ziel bietet dieses Buch auch das passende Programm.

♦ **Den richtigen Weg finden:** Zu den verschiedenen Trainingszielen gibt es konkrete Tipps und individuelle Übungen. Und am Ende der Kapitel finden Sie jeweils Trainingspläne für alle Typen. Noch mehr Pläne unter www.gu-online.de/manpower (siehe auch Seite 140).

# DIE 10 BESTEN GRÜNDE, FIT ZU SEIN

## 1. Besser drauf

Sportliche Menschen sind selbstbewusster: denn sie lernen beim Training, sich selbst immer wieder realistische Ziele zu setzen – und diese auch zu erreichen.

## 2. Schneller oben

Sportliche überholen andere häufig auch auf der Karriereleiter: Personalchefs trauen einem aktiven Sportler nämlich meist mehr Fleiß und Selbstkontrolle zu als dem weniger fitten Mitbewerber.

## 3. Einfach pfiffiger

Sport bringt Sie auf neue Ideen: Bewegung – vor allem beim Ausdauersport – sorgt für eine vermehrte Ausschüttung von Hormonen, die den Strom Ihrer Gedanken beschleunigen können.

## 4. Immer mittendrin

Beim Sport finden Sie oft auch neue Freunde und Freundinnen: Ob Jogging, Golf, Tennis oder eine andere Sportart – es gibt immer Gleichgesinnte, unter denen sich interessante neue Bekannte, vielleicht sogar gute Freunde finden lassen.

## 5. Natürlich in Bestform

Sport regelt den Appetit und stoppt den gefürchteten Jo-Jo-Effekt, der nach einseitigen Diäten auftritt. Denn regelmäßiges Training hilft dem Körper, seinen Appetit und auch den Energiebedarf auszubalancieren.

## 6. Gut gelaunt

Fitness macht gute Laune und kann sogar Depressionen lindern. Vor allem moderates Ausdauertraining wie Jogging, Radfahren oder Schwimmen tut der Seele gut, denn es setzt so genannte Glücksboten im Gehirn frei (siehe auch Seite 16).

## 7. Ziemlich ausgeschlafen

Sportliche schlafen besser ein. Besonders wirkungsvoll ist es, wenn Sie 3-mal pro Woche ein leichtes Workout einlegen. Eine Viertelstunde reicht vollkommen.

## 8. Rundum gesund

Sport bringt viele gesundheitliche Vorteile mit sich. Zum Beispiel stärkt er Ihre Immunabwehr: Ein regelmäßiges, moderates Training macht Sie daher weniger anfällig für Infekte.

## 9. Ganz schön stark

Regelmäßiges sportliches Training stärkt Ihren Rücken und hält Ihre Bandscheiben fit: denn ein starkes »Korsett« aus Bauch- und Rückenmuskeln ist das beste Rezept gegen Verspannungen.

## 10. Einfach schöner

Natürlich sehen Sie als Sportler auch besser aus! Das wiederum macht Sie noch selbstbewusster. Ein besonders schöner Nebeneffekt: Sie genießen den Sex mehr als je zuvor – auch im Hellen.

## HÖCHSTE ZEIT FÜR FITNESS!

Natürlich kann man das Altern nicht verhindern. Aber man kann es ein gutes Stück hinauszögern – und dabei leistungsfähiger, ausgeglichener und attraktiver bleiben. Ein entscheidender Schlüssel dafür ist Sport: Er hält den Körper in Bewegung, gibt Zellen und Organen Arbeit – und je reibungsloser und ökonomischer diese arbeiten, desto länger bleiben sie funktionsfähig.

Viele Männer sind jedoch heute stark eingebunden in Beruf und Familie. Zwar wollen die meisten etwas für ihre Fitness tun, wissen aber nicht so recht, wie sie anfangen sollen. Sie lassen sich entmutigen – und so bleibt das geplante Training oft ganz auf der Strecke. Aber gerade individuell gestaltetes Training und ausreichend Bewegung sind die Voraussetzung für Fitness und Gesundheit. Und für mehr Lebensqualität: Gut in Form sind Sie nämlich auch nach dem anstrengenden Arbeitstag noch fit für Familie, Freizeit und alles andere.

## JEDER MANN IST ANDERS

Sicher haben Sie schon bemerkt, dass ein und dasselbe Training nicht für jeden gleich gut geeignet ist. Dafür gibt es zahlreiche Gründe. So ist bei jedem Menschen die Fähigkeit unterschiedlich stark ausgeprägt, Nahrung, Wasser und Atemluft in körpereigene Energie und Körpersubstanz umzuwandeln. Es gibt zum Beispiel Menschen mit einem sehr aktiven Stoffwechsel. Oft sind diese sportlicher und in mancher Hinsicht leistungsfähiger als Menschen mit einem eher trägen oder schwachen Stoffwechsel. Ein träger Stoffwechsel begünstigt außerdem die Einlagerung von Fett und

### TIPP

#### Fit werden: Ihr individueller Start

VIELLEICHT HABEN SIE auch schon einige fehlgeschlagene »Fitnessprojekte« hinter sich? Oder sind nicht immer ehrlich zu sich selbst, wenn es um das eine oder andere gesundheitliche Problem geht? Männer neigen leider dazu, Warnzeichen des Körpers zu verleugnen: »Ein richtiger Mann kennt keinen Schmerz!« Keine besonders hilfreiche These auf dem Weg zu mehr Gesundheit. Wichtig ist nur, dass Sie selbst sich wirklich fit und wohl fühlen. Denn Sie sind beim Training das Maß aller Dinge! ManPower-Training hilft Ihnen, gesünder und leistungsfähiger zu werden. Der Weg zu diesen Zielen ist das erprobte Personal Fitness Training (siehe Kasten Seite 9).

Wasser. Ein schwacher behindert die Aufnahme lebensnotwendiger Stoffe – daher können manche Menschen nur schwer Körpersubstanz aufbauen.

So ist nicht verwunderlich, dass einige ihre Ziele im Training fast spielend erreichen, andere nur unter großer Mühe. Die folgenden drei Beispiele zeigen, mit welchen Problemen sich andere Männer herumschlagen – vielleicht erkennen Sie sich ja in einer der Beschreibungen wieder.

### Auch Schlanke dürfen nicht sitzen bleiben!

Martin F., Unternehmensberater, ist 29 Jahre alt, 1,80 Meter groß und wiegt 73 Kilogramm. Er hat früher viel Ausdauersport betrieben und ist eher der drahtige, ausdauernde Typ. Martin F. muss oft reisen – er sitzt also viel, auch vor dem PC, und hat

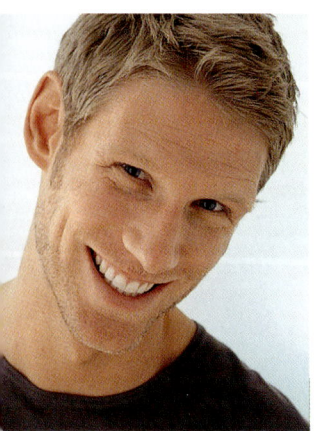

*Martin F. – Stress statt Sport.*

ständig Termindruck. »Ich komme meist erst spätabends zum Essen und schlafe recht unruhig. Vom vielen Sitzen habe ich oft Rückenschmerzen. Außerdem bekomme ich langsam einen Bauch, obwohl ich doch früher alles essen konnte. Durch die vielen Reisen habe ich keine Zeit, regelmäßig zu trainieren.«

### Ein Muss: Konsequent dranbleiben

Der 33-jährige Betriebswirt Conrad B. leitet ein großes Autohaus. Der Familienvater ist 1,90 Meter groß und 95 Kilogramm schwer. Conrad ist ein athletischer, kräftiger Typ. Er arbeitet viel, sitzt oft am PC und isst häufig in der Kantine.

»Wenn ich dann endlich mal Zeit für Sport habe, lege ich für zwei, drei Wochen richtig los, muss dann aber oft das Training abbre-

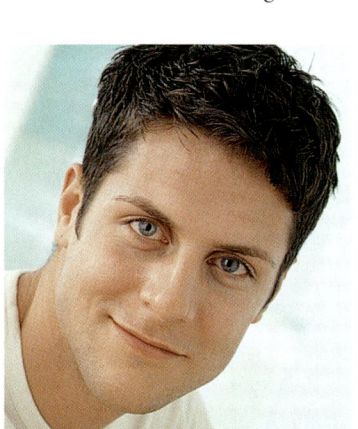

*Conrad B. fehlt beim Sport die dauerhafte Motivation.*

chen, da ich häufig Gelenkprobleme bekomme. So schaffe ich es nie, längere Zeit konsequent zu trainieren. Meine Frau neckt mich inzwischen auch schon wegen des Bierbauchs.«

### Lassen Sie sich nicht entmutigen!

Der Fachverkäufer Mike M. ist 34 Jahre alt, 1,78 Meter groß und wiegt 85 Kilogramm. Er war schon als Kind ein eher pummeliger Typ. Er ist auch heute noch recht kräftig und nimmt rasch zu.

Mike M. arbeitet meist im Stehen, ernährt

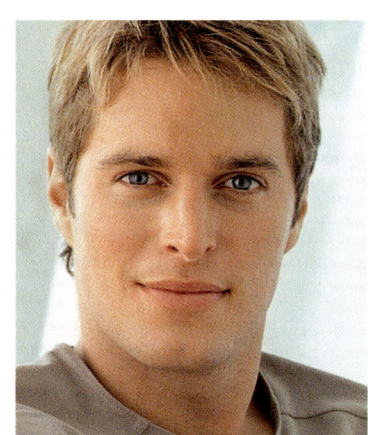

*Mike M. steht seinen Mann – aber leider im Job statt beim Sport.*

sich aber sehr gesund. »Ich habe wirklich schon alles Mögliche ausprobiert, um abzunehmen. Trotzdem werde ich immer schwerer und träger. Meine Arbeit ist ziemlich stressig. Und am Abend bin ich dann meist viel zu kaputt für Sport. Ich mag auch nicht mehr ins Sportstudio gehen, weil ich es schon mehrmals versucht habe und es ja doch letztendlich immer nichts bringt.«

*Der richtige Weg: Personal Fitness*

Dies sind nur drei Beispiele. Aber sie zeigen: Jeder ist anders und braucht ein ganz individuelles Fitness-Programm. Ein ganz wesentlicher Bestandteil der Personal Fitness ist deshalb, zuerst den eigenen Körper- und Fitness-Typ zu erkennen. Das gelingt Ihnen mit Hilfe des Typentests (siehe hintere Umschlagklappe).

Bevor Sie also mit dem Training beginnen, führen Sie den Test durch – und lesen die Auswertung auf der vorderen Umschlagklappe des Buches.

# FITNESS-ZIELE: AUS-DAUER, KRAFT, BALANCE

Sobald Sie wissen, welcher Typ Sie sind, stellt sich die Frage: Was ist Ihr Trainingsziel? Darf's etwas mehr Muskelpower sein? Oder ist es Ihre Ausdauer, die noch zu wünschen übrig lässt?

Es gibt im Grunde drei große Fitness-Ziele und zwei ergänzende »Trainingsdisziplinen«, für die Sie in diesem Buch auch jeweils eigene Trainingskapitel finden. Hier vorab schon einmal ein kurzer Überblick dazu.

## TRAINING FÜR MEHR AUSDAUER

Das Ausdauertraining hat mit Abstand den größten Gesundheitseffekt. Es sollte deshalb immer oberste Priorität in Ihrer Trainingsplanung haben. Es beeinflusst die Atmung, den Bewegungsapparat, den Hormonhaushalt sowie das Herz-Kreislauf-System positiv (siehe auch Kasten auf Seite 85).

Ausdauersportarten sind solche, die größere Muskelgruppen über längere Zeit maßvoll belasten: etwa Aerobic, Walking oder Jogging, Inlineskating, Radfahren und Schwimmen (siehe ab Seite 84).

## KRAFT UND KRAFTTRAINING

Durch Krafttraining (siehe ab Seite 50) – auch Bodystyling genannt – können Sie nicht nur Ihre Muskeln, sondern darüber hinaus Ihren gesamten Bewegungsapparat stärken – und damit gleichzeitig verschiedenen Beschwerden und Verletzungen entgegenwirken.

Dabei können Sie mit unterschiedlichen Schwerpunkten trainieren, zum Beispiel vor allem Muskeln aufbauen, die Schnellkraft oder die Kraftausdauer trainieren.

## BEWEGLICHKEITSTRAINING

ManPower bedeutet jedoch keineswegs, nur vor Kraft zu strotzen! Ein wichtiger Aspekt des Trainings ist ein gutes Körperbewusstsein und das Gefühl innerer Balance. Dabei spielt das Beweglichkeitstraining (siehe ab Seite 102) die größte Rolle. Dies wird leider immer noch von vielen Männern unterschätzt.

## ERHOLUNG UND ERNÄHRUNG

Sie kennen jetzt die wesentlichen Ziele des Fitness-Trainings. Das Wichtigste dabei ist jedoch: Verfolgen Sie nie nur ein Ziel allein. Und: Ein komplettes Trainingsprogramm muss neben dem Sport immer auch Elemente zur Entspannung (siehe ab Seite 127) und zur richtigen Ernährung (siehe ab Seite 116) beinhalten.

## OFT GEFRAGT – RUND UMS TRAINING

### 1. Wie oft und wie lange muss ich trainieren, um Fortschritte zu erreichen?

Diese Frage lässt sich nicht pauschal beantworten. Zunächst sollten Sie sich über Ihren jetzigen Fitness-Zustand klar werden: Wenn Sie längere Zeit nichts getan haben, sollten Sie sich anfangs nicht übernehmen, um Ihre Motivation nicht gleich wieder zu verlieren – und Ihrem Körper die Chance zu geben, sich den Belastungen anzupassen. Die gute Nachricht: Gerade Einsteiger erzielen mit relativ wenig Aufwand anfangs rasch Trainingserfolge.

### 2. Warum ist regelmäßiges Training so wichtig?

Ähnlich wie Herz, Lunge und Kreislauf verlieren auch die Muskeln bei Inaktivität rasch ihre Leistungsfähigkeit. Das heißt: Antrainierte Kraft und Ausdauer schwinden schnell wieder. So büßten Versuchspersonen, die drei Wochen untätig im Bett verbrachten, 50 Prozent ihrer Muskelkraft ein.

### 3. Trotz regelmäßigem Training bin ich nicht fit. Wieso?

Darauf gibt es zwei mögliche Antworten: Vielleicht trainieren Sie nicht Ihrem Körpertyp entsprechend, das geht vielen so. Kein Wunder, denn die meisten Trainingsempfehlungen werden von eher athletischen Personen entwickelt und erprobt. Ernährungstipps und Diätvorschläge dagegen werden eher für Menschen entwickelt, die zu starkem Fettansatz neigen.

Eine andere Möglichkeit: Sie über- oder unterfordern sich in Bezug auf Ihren Trainingszustand. Auch ein typisches »Männerphänomen«. Und damit läuft Ihr Training buchstäblich ins Leere! ManPower-Training hilft Ihnen in beiden Fällen: Sie orientieren Ihr Training dabei immer genau an Ihrem individuellen Körpertyp und an Ihrer Leistungsfähigkeit. Der ManPower-Typentest (siehe hintere Umschlagseite) sagt Ihnen, welcher Typ Sie sind. Und individuelle Trainingsprogramme helfen Ihnen, das auf Sie zugeschnittenen Fitnesstraining zu organisieren.

### 4. Heldenmuskeln in nur drei Wochen? Oder 5 Pfund weg in 14 Tagen? Geht das?

Leider nicht. Es gibt einfach anatomische und physiologische Gesetzmäßigkeiten – deshalb können Wunderdiäten und Wundertrainingspläne einfach nicht funktionieren. Und wenn zum Beispiel jemand behauptet, er habe mehrere Pfunde in wenigen Tagen abgenommen, so hat er dabei vor allem Wasser verloren und die Kohlenhydratspeicher geleert – also keinen wirklich bleibenden Abnehmerfolg erzielt. Kurzum: Zu keinem Trainingsziel führt ein leichter Königsweg. Ohne Anstrengung geht gar nichts. Das heißt aber auch nicht, dass leiden muss, wer fit sein will. Im Gegenteil: Mit den ManPower-Programmen werden Sie fitter und gesünder, und zwar ganz ohne Quälerei. Sie müssen nur anfangen und vor allem dranbleiben!

# CHECK-UP: BEVOR'S RICHTIG LOSGEHT

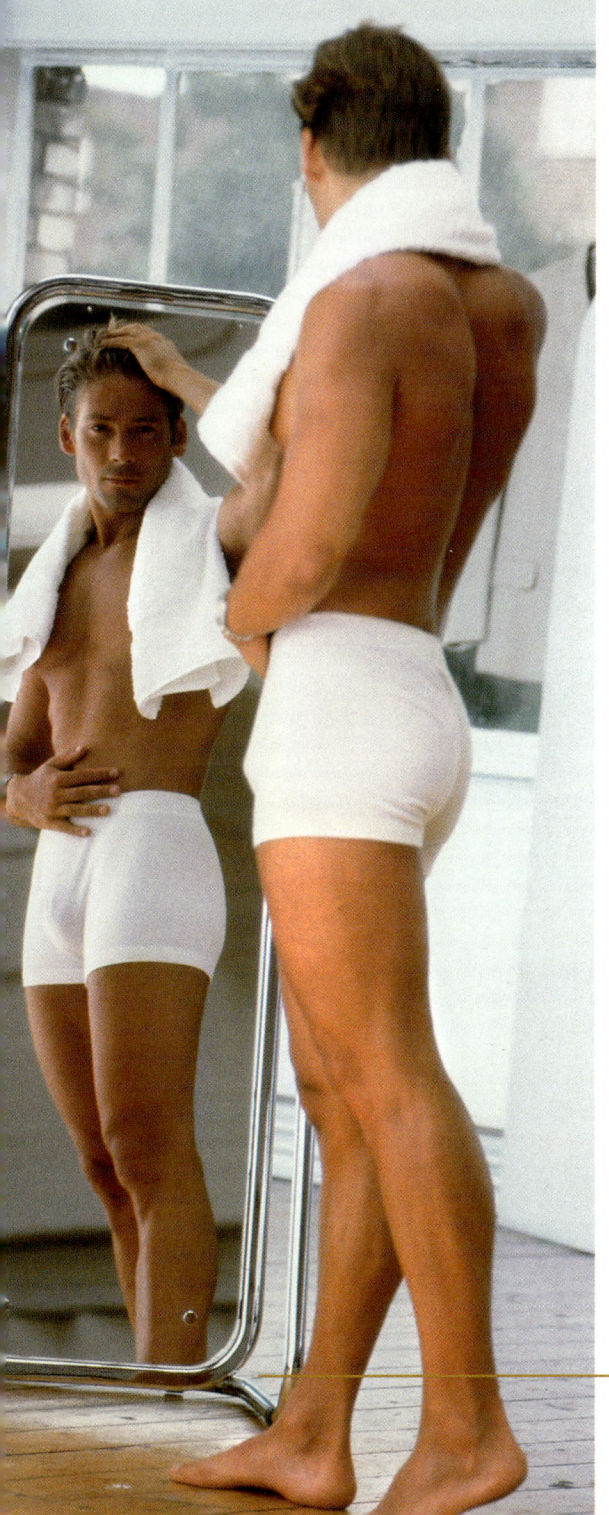

Sie wissen nun, welcher Körpertyp Sie sind (siehe Test ab Seite 144). Bevor Sie aber jetzt durchstarten, testen Sie unbedingt noch Ihre derzeitige Fitness. Nur so können Sie Ihren Zustand individuell bewerten und daraus ein zielgerichtetes Trainingskonzept entwickeln.

Deshalb können Sie in diesem Kapitel eine Bestandsaufnahme machen: Wo stehen Sie heute? Bevor Sie den ManPower-Fitness-Test absolvieren, erfahren Sie hier Grundlegendes über Themen wie Stoffwechsel, Herz-Kreislauf-System und Bewegungsapparat, die für das Training wichtig sind.

## WUNDERWERK KÖRPER

Unser Körper ist unglaublich leistungs- und anpassungsfähig. Und dabei laufen die meisten Lebensvorgänge auch noch völlig ohne unser bewusstes Zutun ab. So werden wir häufig nur dann auf unseren Körper aufmerksam, wenn etwas nicht mehr reibungslos funktioniert. Bei alldem ist unser Körper eigentlich recht »bescheiden«: Er braucht vor allem Nahrung, Bewegung und ein gewisses Maß an Fürsorge.

Alle biochemischen und physiologischen Abläufe im Körper werden durch so genannte Botenstoffe gesteuert und koordiniert. Zu diesen Botenstoffen zählen unter anderem Neurotransmitter, die im Nervensystem Informationen von einer Zelle zur anderen weitergeben.

*Der kritische Blick in den Spiegel ist schon mal ein guter Anfang: Wo sehen Sie Ihre Schwachstellen?*

## DIE MACHT DER HORMONE

Auch Hormone sind solche Botenstoffe (siehe Seite 15). Sie steuern unter anderem das Wachstum, den Stoffwechsel, die Fortpflanzung und die Funktionen verschiedener Organe. Wichtige Hormonlieferanten und Hormonverwalter sind zum Beispiel die Hirnanhangsdrüse, die Schilddrüse und die Nebennieren.

Jedes der zahlreichen Hormone hat eine sehr spezifische Funktion. Und alle stehen in einem sensiblen und sehr fein austarierten Gleichgewicht. Deshalb kann der Hormonhaushalt nie durch einfache »Eingriffe« verändert werden.

Genauso gilt aber: Wer seinen Körper in Form und in Bewegung hält, schafft die besten Voraussetzungen, damit alle diese Prozesse besser ablaufen können. Und Bewegung ist auch das beste Mittel, um die Hormone auf gesundem Weg im Lot zu halten: Das Training im optimalen Herzfrequenzbereich (siehe Seite 88) führt zur vermehrten Ausschüttung genau der Hormone, die für gute Stimmung sorgen – und dabei wird Stress abgebaut.

## TIPP

### Lassen Sie Ihre Muskeln im Schlaf wachsen!

DIE SO GENANNTEN Wachstumshormone werden vor allem nachts ausgeschüttet, während wir schlafen. Sie unterstützen diesen Prozess, indem Sie abends keine kohlenhydratreiche Nahrung mehr zu sich nehmen (siehe auch Tipps ab Seite 116).

## SO FUNKTIONIERT DER STOFFWECHSEL

Der Stoffwechsel ist ein unvorstellbares Feuerwerk von Abläufen und Kettenreaktionen: Er umfasst alle chemischen Vorgänge, mit denen die Zellen Energie umsetzen, sich am Leben erhalten und sich vermehren. An den zahlreichen gleichzeitig ablaufenden Stoffwechselprozessen sind die Enzyme in den Zellen maßgeblich beteiligt.

Ein Einblick in diese Stoffwechselvorgänge hilft Ihnen auch, bestimmte Empfehlungen für eine gesunde Lebensführung zu verstehen: Das Wissen um den Nährstoffbedarf des Körpers ist eine wichtige Voraussetzung, um sich fit und leistungsfähig zu halten. Dabei spielen Kohlenhydrate, Fette, Eiweiße, Vitamine, Mineralstoffe und Spurenelemente eine wichtige Rolle. Gerät das Angebot an all diesen Elementen dauerhaft aus der Balance – etwa durch dauerhafte Fehlernährung –, hat das negative Folgen.

Am gefährlichsten für uns ist heute die Überernährung: Jeder zweite Bundesbürger leidet unter deren Symptomen. Der Rettungsring am Bauch ist da nur ein Beispiel. Fettzellen werden vom Körper als Notreserve angelegt. Sie können deshalb nur schwer abgebaut werden. Aus all diesen Gründen ist es so wichtig, sich seinen körperlichen Bedürfnissen und dem individuellen Typ entsprechend zu ernähren (siehe auch ab Seite 124).

## ATMEN – BASIS DES LEBENS

Atmen ist einer der wichtigsten körperlichen Prozesse. Und beim Training kommt es ganz besonders auf die richtige Atmung an: Sobald der Körper nämlich mehr Energie benötigt, verlangt er nach mehr Sauerstoff. Dieser ist

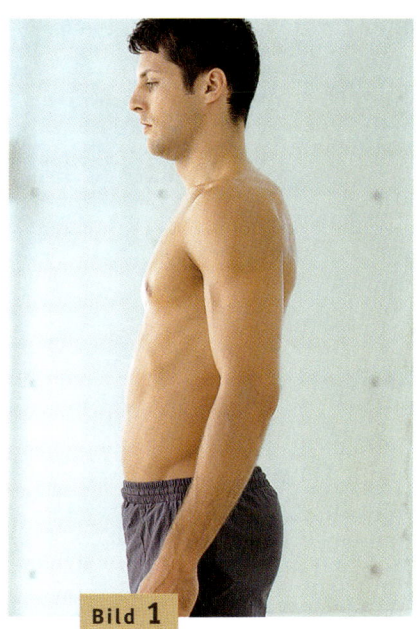

**Bild 1**

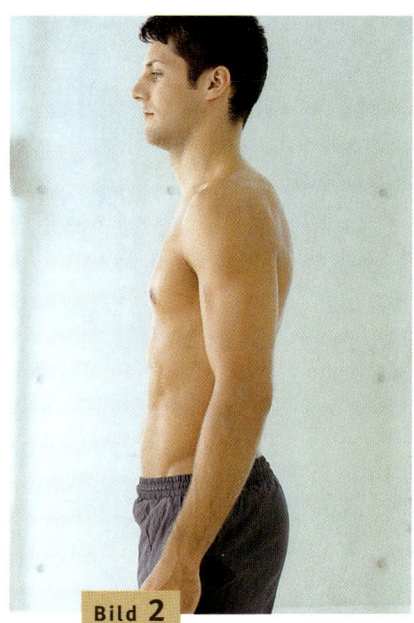

**Bild 2**

wesentlich für verschiedene Vorgänge im Körper. Fehlt Sauerstoff, werden die Zellen nicht mehr ausreichend versorgt. Der Körper kann nicht mehr genügend Energie bereitstellen, und es sammeln sich Stoffwechselprodukte im Körper an, die dessen Leistungsfähigkeit einschränken.

Wenn Sie mehrmals pro Woche ein Ausdauertraining durchführen, tun Sie schon sehr viel, um Ihren Körper mit reichlich Sauerstoff zu versorgen und so Ihren gesamten Stoffwechsel zu optimieren.

*Ökonomie – auch beim Atmen wichtig*

Ausdauertraining hilft Ihnen, Ihre Atmung zu optimieren: Ein trainierter Sportler, zum Beispiel ein Läufer, kann unter Belastung mehr Luft pro Minute einatmen als ein Untrainierter, weil sein Lungenvolumen größer ist und die Lungenbläschen leistungsfähiger sind.

Der Trainierte kann daher vorhandene Atemreserven besser ausnutzen. Das ist mit einem Automotor vergleichbar, der mit derselben Menge Benzin schneller beschleunigt und weiter kommt als ein anderes, weniger »ökonomisches« Modell.

Und last but not least: Dank ökonomischer Atmung kommen Sie bei alltäglichen Kurzzeitbelastungen – etwa beim Treppensteigen – nicht so schnell aus der Puste.

*Die richtige Technik: Kombi-Atmung*

Schnelles, hektisches Atmen ist bei weitem nicht so wirkungsvoll wie ruhiges, gleichmäßig tiefes Ein- und Ausatmen. Denn bei reiner Brust- oder Flachatmung füllen sich Ihre beiden Lungenflügel im Gegensatz zur kombinierten Brust- und Bauchatmung immer nur zur Hälfte.

Probieren Sie deshalb die Kombi-Atmung einmal aus: Atmen Sie so tief ein, dass sich Ihr Bauch vorwölbt und Sie fühlen, wie sich Ihre gesamte Lunge bis in die Lungenspitzen mit Luft füllt (siehe Bild 1).

Atmen Sie dann wieder aus, bis Sie das Gefühl haben, dass Ihre Lungen wirklich völlig leer sind (siehe Bild 2).

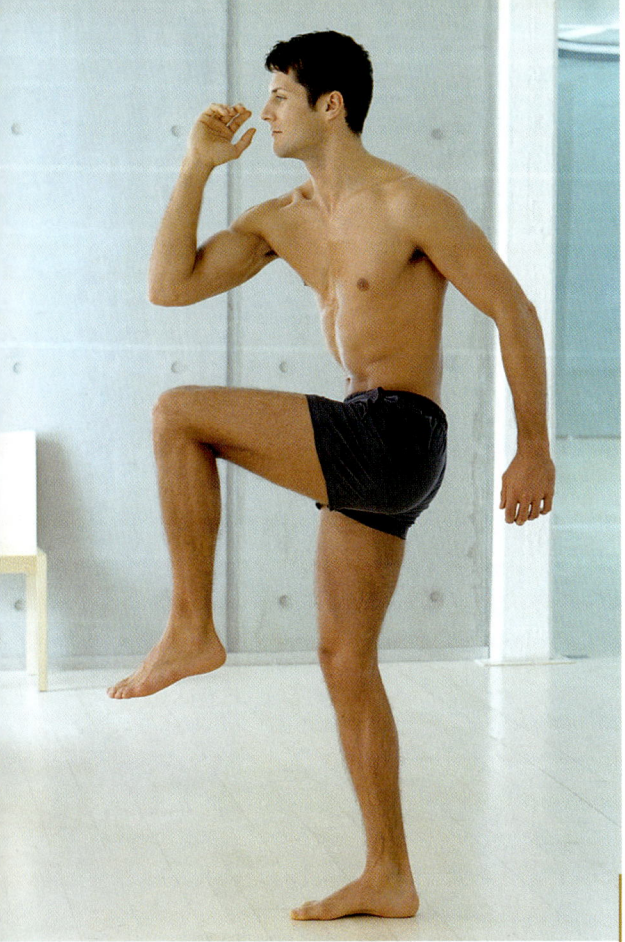

*Der Start in das regelmäßige Fitness-Training
ist auch ein Start in ein gesünderes Leben.*

## WIE STARK IST IHR HERZ?

Der Herzmuskel ist Motor und Antriebs-
kraft des gesamten Organismus. Durch das
ständige Zusammenziehen und Entspannen des Herzmuskels wird das in den Blut-
gefäßen befindliche Blut angesaugt und
wieder herausgepresst. Bei jedem Herz-
schlag beträgt diese Pumpleistung zwischen 70 und 100 Millilitern (0,1 Liter). In
jeder Minute des Lebens zieht sich das Herz
pulsierend im körperlichen Ruhezustand
rund 70-mal zusammen und entspannt
sich wieder.

Angegeben wird dieser Wert als Ruhepuls.
Das ist der Puls, den Sie direkt nach dem
Aufwachen – noch vor dem Aufstehen –
messen sollten (siehe Seite 22).
Die größte Stärke unseres Herzens ist seine
Flexibilität: Es passt sich den gestellten
Anforderungen an. Dies geschieht schon
im Kindes- und Jugendalter und auch noch
jenseits des 40. Lebensjahres. Diese Stärke
hat aber auch eine Kehrseite: Bei nachlas-
sender Anforderung bildet sich der Herzmuskel und seine Leistungsfähigkeit mit
der Zeit wieder zurück.

### Ein Sportlerherz: Die pure Effizienz

Das Herz eines Ausdauersportlers dagegen
ist größer, schwerer und arbeitet ökonomischer als das eines untrainierten Menschen.
Es gibt Athleten, die einen Puls (Herz-
schlag) von nur 30 Schlägen pro Minute
haben. Mit jedem Schlag pumpt das Herz
dann mehr als 100 Milliliter Blut weiter.
Das Herz eines Sportlers ist also sehr leis-
tungs- und anpassungsfähig. Auch plötzlich auftretende Belastungen können von
einem trainierten Muskel leichter und
schneller verkraftet werden.
Dazu ein kleines Rechenbeispiel zum Ver-
gleich zwischen trainiertem (Ruhepuls 50)
und untrainiertem (Ruhepuls 70) Herz:
Geht man davon aus, dass beide Herzen pro
Minute das gleiche Schlagvolumen haben,
muss das trainierte Herz bei gleichem Pen-
sum wie das untrainierte Herz im Laufe
von 70 Jahren mehr als 935 Millionen
Schläge weniger verrichten. Das heißt also,
das Herz des trainierten Menschen würde
erst mit 105 Jahren und sieben Monaten die
Arbeit des 70-jährigen Menschen mit untrainiertem Herzen erreichen. Zudem hat
ein trainiertes Herz auch mehr Zeit, sich

zwischen den Schlägen zu erholen und sich besser mit Nährstoffen zu versorgen. Kurz: Das trainierte Herz bleibt länger jung. Gerade für die Steigerung der Ausdauer und für die Fettverbrennung ist es wichtig, im optimalen Pulsbereich zu trainieren. Wie Sie Ihren optimalen Trainingspuls finden, lesen Sie auf Seite 88.

## IMMER AUF DEM LAUFENDEN: DER BEWEGUNGSAPPARAT

Knochen sind erstaunlich stark: Wussten Sie, dass zum Beispiel der Oberschenkelknochen einen Druck von einer Tonne pro Quadratzentimeter aushalten kann? Doch Knochen brauchen starke Partner, um solche Höchstleistungen zu vollbringen. So gehören zum Bewegungsapparat außer ihnen noch Sehnen, Bänder und Gelenke. Gehalten und bewegt werden sie durch die Muskulatur, gesteuert durch die Nerven. Deshalb gilt: Schon eine schlaffe Muskulatur führt zu Bewegungsmängeln und zu einer Überbelastung der Skelettknochen. Auch die empfindliche Wirbelsäule kann den auf ihr lastenden Druck nicht allein aushalten: Sie braucht unbedingt die Unterstützung der Rückenmuskulatur. Eine starke, aber bewegliche Muskulatur hilft, Bandscheibenschäden vorzubeugen. Wichtig sind deshalb rückenschonendes Arbeiten und ein gezieltes Muskeltraining (siehe im Übungsteil ab Seite 58).

## DIE MUSKELN

Starke Muskeln sehen also nicht nur gut aus, sie sind auch wichtig für unseren Bewegungsapparat. Wenn Sie sich körperlich richtig anstrengen, spielt sich ein

## CHECKLISTE

### *Zuerst zum Arzt?*

KLEINE ODER GRÖSSERE Handicaps bedeuten noch lange nicht, dass Sie völlig auf Sport verzichten müssen. Ihre Fitness-Planung sollte aber in jedem Fall Ihre persönlichen Voraussetzungen und Einschränkungen berücksichtigen. Und noch ein Tipp: Suchen Sie am besten einen guten Sportarzt auf oder einen Arzt, von dem Sie wissen, dass er auch selbst sportlich aktiv ist. Wenn Sie eine der folgenden Fragen mit «Ja» beantworten, sollten Sie sich vor Trainingsbeginn von Ihrem Arzt durchchecken lassen und mit ihm absprechen, was Sie unbedingt beim Training beachten müssen.

♦ Ich bin über 35 Jahre alt, und mein letzter Check-up liegt schon über 2 Jahre zurück.
♦ Ich habe noch nie Sport getrieben.
♦ Ich habe seit einigen Jahren keinen Sport mehr getrieben.
♦ Mein Blutdruck ist zu hoch (siehe Seite 21).
♦ Ich habe zu hohe Cholesterinwerte.
♦ Ich habe Kreislaufprobleme, beziehungsweise mein Herz schlägt unregelmäßig.
♦ Ich stehe unter permanentem Stress.
♦ Ich bin Raucher.
♦ Ich habe ein Alkoholproblem, trinke regelmäßig Alkohol oder bin bereits abhängig.
♦ Mir ist gelegentlich schwindelig.
♦ Ich nehme verschreibungspflichtige Medikamente.
♦ Ich habe Diabetes mellitus.
♦ Ich leide unter einer anderen chronischen Krankheit.
♦ Ich habe Gelenkprobleme, etwa an den Knien oder Handgelenken.
♦ Ich habe Rücken- oder Nackenbeschwerden oder ein anderes orthopädisches Problem.

Großteil des gesamten Stoffwechsels in den Muskelzellen ab. Damit die Muskelzellen diese Aufgabe bei wechselnden Belastungen erfüllen können, müssen sie entsprechend vorbereitet – also trainiert – sein.

Man unterscheidet die schnellen, weißen von den langsamen, roten Muskelfasern. Die schnellen Muskeln leiten sofort und unter Umständen auch ohne ausreichende Sauerstoffversorgung einen Verbrennungsvorgang ein (siehe auch anaerobes Training ab Seite 86). Hingegen können die langsamen Fasern besser bei hoher oder maximaler Sauerstoffaufnahme arbeiten. Entsprechend ermüden die schnellen Fasern leicht, und die langsamen Fasern zeichnen sich durch eine hohe Ausdauerfähigkeit aus, ohne dabei an Leistungsvermögen zu verlieren. Während Kraft- und Schnellkraftsportler überwiegend die schnellen Muskelfasern beanspruchen, besitzen Ausdauersportler einen höheren Anteil an langsamen Muskelfasern. Ab Seite 52 finden Sie eine Übersicht der wichtigsten Muskelgruppen.

## DAS SIND SIE HEUTE: IHRE FITNESS-DATEN

Bevor Sie in Ihr eigentliches ManPower-Training einsteigen, sollten Sie sich ehrlich über Ihren aktuellen Fitness-Zustand informieren. Der ManPower-Fitness-Test prüft Sie zwar nicht auf Herz und Nieren, er gibt Ihnen aber eine schnelle und gute Orientierung über Ihre derzeitige körperliche Verfassung.

Jede der zehn »Disziplinen« wird mit Noten von 1 bis 5 bewertet, wobei die 1 die Bestnote ist. Zum Schluss zählen Sie alle Einzelergebnisse zusammen.

Denn nur wenn Sie wissen, wo Sie stehen, können Sie sinnvoll und effizient neue Ziele erreichen. Wie diese Ziele aussehen können – von Ausdauertraining und Abnehmen über Koordinations- und Beweglichkeitstraining bis hin zum Krafttraining –, haben Sie auf Seite 13 gelesen. Und auch Ihren Typ haben Sie doch schon bestimmt? Wenn nicht, dann tun Sie es jetzt: Den Test finden Sie auf der hinteren Umschlagklappe. Bevor Sie mit dem Fitness-Test beginnen, sollten Sie sich außerdem die Checkliste auf Seite 19 genau ansehen.

### IHR GEWICHT

Glücklich sind die Zeitgenossen, die sich um ihre Figur und damit meist auch um ihr Gewicht keine Sorgen machen müssen. Den meisten Männern geht es aber wohl ein wenig anders: Da gibt es schon die eine oder andere Körperstelle, die besser nicht so üppig sein sollte. Und wer kennt das nicht: Zu Frühlingsanfang scheinen die leichten Lieblingspullis geschrumpft zu sein.

In vielen Broschüren und Büchern finden Sie, wenn es um die Frage geht, was ein Mann eigentlich wiegen »darf«, immer wieder den Body-Mass-Index (BMI). Dieser setzt auf Basis des Bevölkerungsdurchschnitts Körpergröße und Gewicht zueinander ins Verhältnis.

Aber auch hier sind Abweichungen möglich: Denn wenn Ihr BMI-Wert anzeigt, dass Sie relativ wenig wiegen, bedeutet das noch lange nicht, dass Sie einen Waschbrettbauch haben. Ein gut trainierter Sportler dagegen kann wegen seiner schweren Muskeln beim BMI-Test fälschlicherweise einen zu hohen Körperfettanteil bescheinigt bekommen – ohne dass er tat-

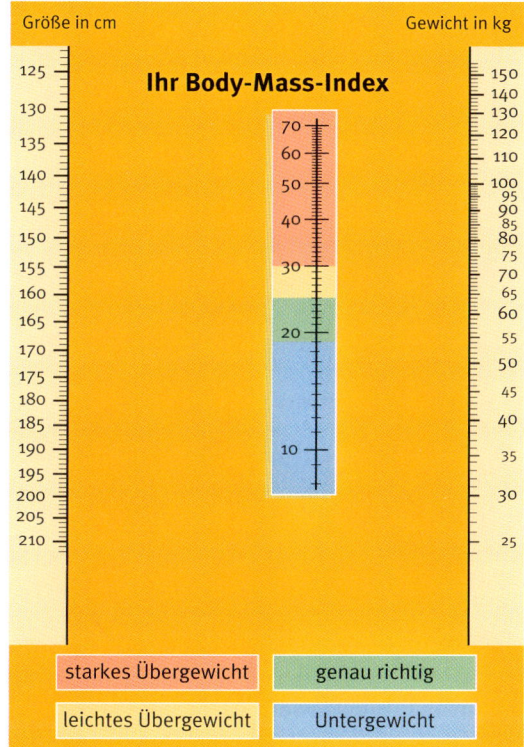

| Größe in cm | | Gewicht in kg |
| --- | --- | --- |

**Ihr Body-Mass-Index**

| starkes Übergewicht | genau richtig |
| --- | --- |
| leichtes Übergewicht | Untergewicht |

Sind Ihre Werte optimal? Die folgende Übersicht zeigt Ihnen, was Ihr BMI über Ihr Gewicht aussagt.

| Alter | über 35 | 18–34 |
| --- | --- | --- |
| Untergewicht | unter 19 | unter 19 |
| Gesunder Bereich | 19–26 | 19–24 |
| Übergewicht | 27–30 | 25–30 |
| Fettleibigkeit | über 30 | über 30 |

Schätzen Sie ab, wie Sie Ihr momentanes Gewicht empfinden. Es kann auch sein, dass Sie glauben, zu wenig Muskelmasse zu haben.

*Auswertung*

| optimal | 1 |
| --- | --- |
| +/– 3 kg | 2 |
| +/– 6 kg | 3 |
| + 9 kg | 4 |
| +12 und mehr kg | 5 |
| **Ihre Punktzahl** | |

sächlich überflüssiges Körperfett aufweist. Anders gesagt: Faustregeln sind immer fragwürdig – jeder ist anders, und schon die drei Typen sind von Haus aus sehr unterschiedlich. Trotzdem zur Orientierung die Formel zur Berechnung des BMI:

$$BMI = \frac{Körpergewicht\ (in\ Kilogramm)}{Größe \times Größe\ (in\ Metern)}$$

Einfach und schnell können Sie Ihren BMI mit Hilfe der Grafik oben ermitteln: Legen Sie ein Lineal an der linken Skala bei Ihrer Körpergröße an, auf der rechten Skala bei Ihrem Gewicht. Da wo die Linie die mittlere Zahlenleiste schneidet, lesen Sie Ihren BMI ab.

## IHR BLUTDRUCK

Unter Blutdruck versteht man den Druck, den das strömende Blut auf die Arterienwände ausübt. Wie hoch dieser Druck ist, hängt von der Pumpleistung des Herzens sowie von Durchmesser und Elastizität der Gefäße ab. Es werden immer zwei Werte gemessen: Der erste (systolische) Wert entsteht, wenn sich das Herz zusammenzieht und das Blut in die Arterien drückt. Der zweite (diastolische) Wert ergibt sich, wenn sich das Herz entspannt und die Herzkammern sich wieder mit Blut füllen. Bei Anstrengung oder Aufregung steigt der Blutdruck, während er in Ruhe wieder sinkt.

Ist der Blutdruck dauerhaft, das heißt auch in Ruhe, auf Werte über 160 mmHg (Millimeter Quecksilbersäule, das ist ein physikalisches Maß für den Druck) systolisch und über 95 mmHg diastolisch erhöht, spricht man von Bluthochdruck. Sollten Ihre Werte so hoch liegen, konsultieren Sie auf jeden Fall einen Arzt.

Sie können Ihren Blutdruck übrigens auch in Apotheken messen lassen, oft sogar kostenlos.

*Auswertung*

| | |
|---|---|
| 100-130/60-80 mmHg | 1 |
| 130-140/80-90 mmHg | 2 |
| 140-145/90-95 mmHg | 3 |
| 145-150/95-100 mmHg | 4 |
| › 150/› 100 mmHg | 5 |
| **Ihre Punktzahl** | |

## IHR RUHEPULS

Eine weitere wichtige Kenngröße ist der Ruhepuls. Im Durchschnitt liegt er etwa zwischen 60 und 70. Er wird morgens noch vor dem Aufstehen gemessen.

Am besten ist er am Handgelenk fühlbar, und zwar an der Handwurzel unter dem Daumengelenk. Ertasten Sie Ihren Puls dort mit dem Zeige- und Mittelfinger. Zählen Sie 15 Sekunden lang die Anzahl Ihrer Pulsschläge. Dann multiplizieren Sie diesen Wert mit 4. So erhalten Sie die Pulsfrequenz pro Minute.

Wo liegt Ihr Puls etwa? Suchen Sie den entsprechenden Wert in der Tabelle unten und geben Sie sich die entsprechenden Punkte.

*Auswertung*

| | |
|---|---|
| unter 50 | 1 |
| 50 bis 60 | 2 |
| 60 bis 70 | 3 |
| 70 bis 80 | 4 |
| über 80 | 5 |
| **Ihre Punktzahl** | |

## RAUCHEN

Rauchen reduziert die Sauerstoffmenge, die über die Lunge ins Blut transportiert wird. So wird auch der positive Effekt eines regelmäßigen Ausdauertrainings erheblich vermindert. Optimal wäre es also, wenn Sie Ihren Einsteig ins Training mit dem Ende des Rauchens verbinden könnten (siehe auch Seite 128). Gleiches gilt natürlich auch für den Konsum anderer Drogen. Mehr zum Thema Alkohol und gesunde Ernährung lesen Sie ab Seite 116.

Nun aber ganz ehrlich: Wie stufen Sie sich in Sachen Rauchen ein?

*Auswertung*

| | |
|---|---|
| Nichtraucher | 1 |
| Gelegenheitsraucher | 2 |
| bis zu 10 Zigaretten pro Tag | 3 |
| bis zu 20 Zigaretten pro Tag | 4 |
| über 20 Zigaretten pro Tag | 5 |
| **Ihre Punktzahl** | |

## SCHLAF

Wer tagtäglich powert und seinen Mann steht, vergisst allzu leicht, dass zur Fitness auch die Regeneration und ein gesunder, ausreichend langer Schlaf gehören.
Und wie lange und gut schlummern Sie?

*Auswertung*

| | |
|---|---|
| 7 bis 9 Stunden fester Schlaf | 1 |
| 6 bis 8 Stunden fester Schlaf | 2 |
| 6 bis 7 Stunden fester Schlaf | 3 |
| 5 bis 6 Stunden fester Schlaf | 4 |
| weniger als 5 Stunden fester Schlaf | 5 |
| **Ihre Punktzahl** | |

## WIE VIEL SPORT TREIBEN SIE IM MOMENT?

Bevor es nun gleich an ein paar erste einfache »Leibesübungen« geht, schätzen Sie sich bitte einfach zuerst einmal insgesamt ein: Wie empfinden Sie Ihren momentanen Fitness- und Gesundheitszustand? Sind Sie bereits aktiver Sportler? Oder blieb es für Sie bisher immer nur beim guten Vorsatz?

*Auswertung*

| | |
|---|---|
| topfit | 1 |
| gut | 2 |
| befriedigend | 3 |
| na ja | 4 |
| schlecht | 5 |
| **Ihre Punktzahl** | |

Und nun müssen Sie etwas tun. Keine Sorge: Die vier kleinen Tests nehmen nicht viel Zeit in Anspruch, sind aber sehr wichtig für Ihre Selbsteinschätzung. Wir haben bewusst nicht mehr und keine umfangreicheren Tests aufgenommen, da wir vor allem Einsteiger nicht mit Tests belasten möchten, die sie gar nicht oder nur schwer durchführen können.

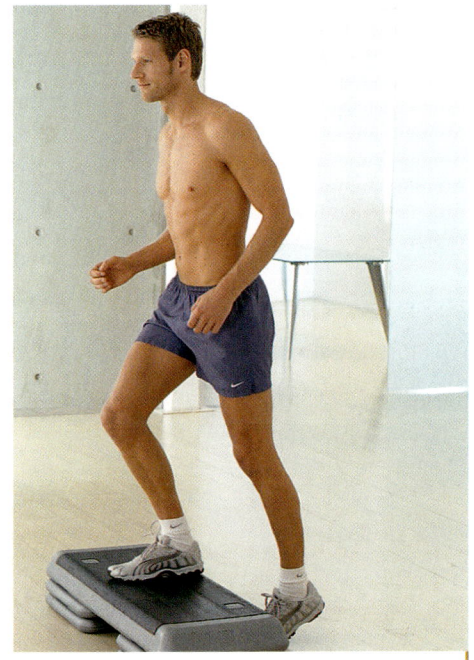

*Der Stepp-Test hilft Ihnen, Ihr Durchhaltevermögen einzuschätzen.*

## DER STEPP-TEST: WIE STEHT ES UM IHRE AUSDAUER?

Der Stepp-Test ist ein unkomplizierter Ausdauertest, für den Sie keine Geräte brauchen. Und Sie erhalten bereits nach 3 Minuten einen ersten Überblick, wie ausdauernd Sie sind.

**SO GEHT'S:**

1. Suchen Sie sich eine stabile Stufe von 32 bis 35 Zentimeter Höhe. Das entspricht 2 Treppenhausstufen (Normstufenhöhe).
2. Stellen Sie sich vor die Stufe. Steigen Sie die Stufe (im Treppenhaus: die Doppelstufe) innerhalb von 90 Sekunden etwa 40- bis 45-mal rauf und runter (siehe Bild Seite 23).
3. Nach 90 Sekunden wiederholen Sie das Ganze mit dem anderen Bein.

Nun messen Sie Ihren Puls (siehe Seite 22). Eine weitere Messung eine Minute später gibt den Erholungspuls an. Es ergibt sich eine Zahlenkombination, etwa 140/110. Wie sieht Ihre aus?

*Auswertung*

| | |
|---|---|
| 110/80 | 1 |
| 120/90 | 2 |
| 130/100 | 3 |
| 140/110 | 4 |
| 150/120 | 5 |
| **Ihre Punktzahl** | |

## »SIT AND REACH«

Dieser Kurztest zeigt Ihre allgemeine Beweglichkeit an.

**SO GEHT'S:**

1. Setzen Sie sich mit ausgestreckten Beinen auf den Boden.
2. Die Fußspitzen nach oben ziehen, so dass die Füße im rechten Winkel zu den Beinen sind. Einatmen.
3. Neigen Sie sich beim Ausatmen mit gestreckten Armen und Fingern langsam und kontrolliert so weit wie möglich nach vorn (siehe Bild). Wichtig: Falls Sie dabei Schmerzen haben, sollten Sie diesen Testteil sofort beenden. Nicht mit Schwung arbeiten, sondern die Bewegung nur mit Muskelkraft steuern.
4. Nun schätzen Sie ab, welche Position Sie bei korrekter Durchführung problemlos mindestens 3 Sekunden halten können (oder Sie lassen das eine andere Person beurteilen; siehe Tipp nächste Seite): Wie viele Zentimeter sind Ihre Fingerspitzen in dieser Position von Ihren Füßen entfernt?

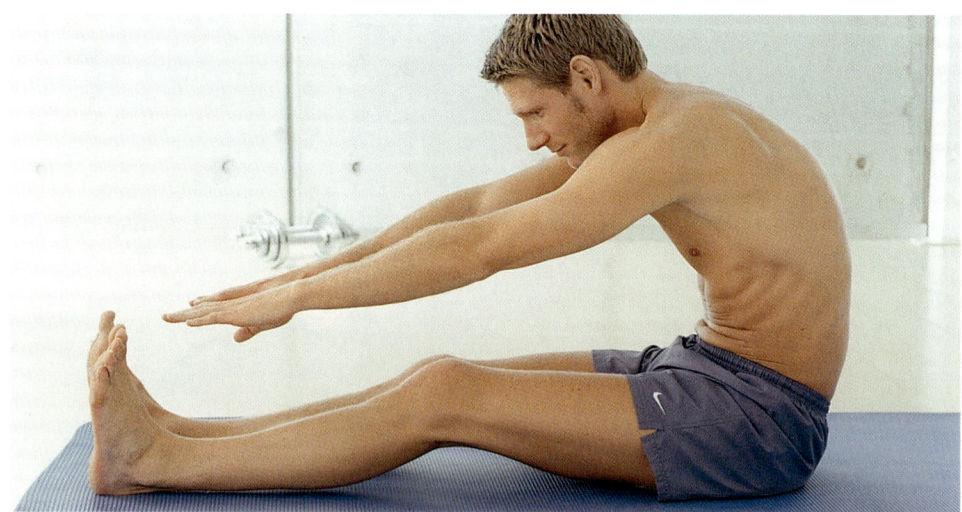

*Tipp:* Lassen Sie sich helfen. Bitten Sie für diesen Test am besten eine andere Person, die Entfernung zwischen Ihren Fingerspitzen und den Füßen zu messen.

*Auswertung*

| | |
|---|---|
| 0 bis 3 cm | 1 |
| 4 bis 7 cm | 2 |
| 8 bis 11 cm | 3 |
| 12 bis 16 cm | 4 |
| über 16 cm | 5 |
| **Ihre Punktzahl** | |

## KRAFTTEST: WIE STEHT'S UM IHRE BAUCHMUSKELN?

Eine gut entwickelte Bauchmuskulatur ist von großer Bedeutung für die Körperhaltung und dient insbesondere zur Stabilisierung des Beckens und der Wirbelsäule. Außerdem ist die Bauchmuskulatur für alle Typen gleichermaßen ein guter Gradmesser für die allgemeine Muskelfitness. Und erstrebenswert ist sie ja auch.

**SO GEHT'S:**

1. *Für diese Übung brauchen Sie einen Spiegel, der bis zum Boden reicht. Legen Sie sich so davor, dass Ihre Füße zum Spiegel zeigen.*
2. *Die Fersen sind aufgesetzt.*
3. *Beugen Sie die Beine rechtwinklig an, die Knie sind eng beieinander.*
4. *Die Hände liegen locker unterhalb der Brust (Arme nicht verschränken).*
5. *Heben Sie nun langsam und ohne Schwung – nur mit Hilfe der Bauchmuskeln – Kopf und Schultern so weit an, dass Sie sich im Spiegel über Ihre Knie hinweg selbst in die Augen schauen können.*

Wie lange schaffen Sie es, bei gleichmäßiger Atmung und ohne dass Ihre Muskeln zittern, diesen »Blickkontakt« zu halten?

*Auswertung*

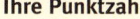

| | |
|---|---|
| 40 und mehr Sekunden | 1 |
| 34 bis 39 Sekunden | 2 |
| 27 bis 33 Sekunden | 3 |
| 21 bis 26 Sekunden | 4 |
| weniger als 20 Sekunden | 5 |
| **Ihre Punktzahl** | |

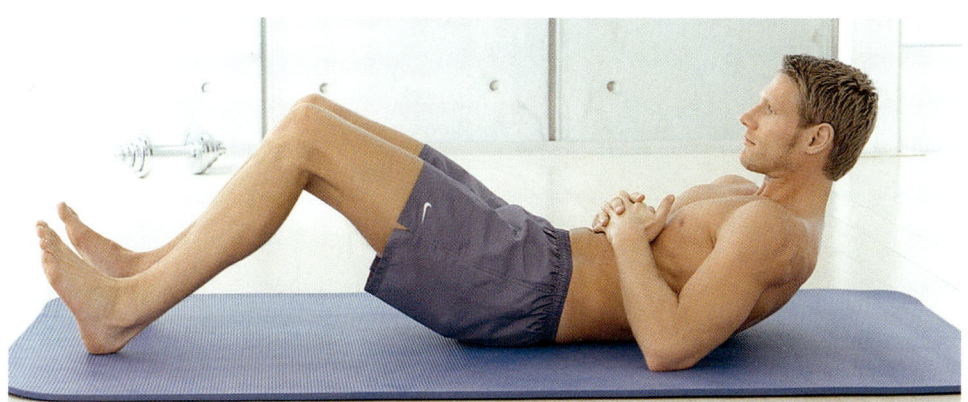

## ALLES IN BALANCE?
## DER EINBEINSTAND ZEIGT'S

Der Einbeinstand zeigt, wie gut Ihr Gleichgewichtssinn ausgeprägt ist. Denn dieser ist
ein wichtiger Bestandteil Ihrer Körperko-
ordination.

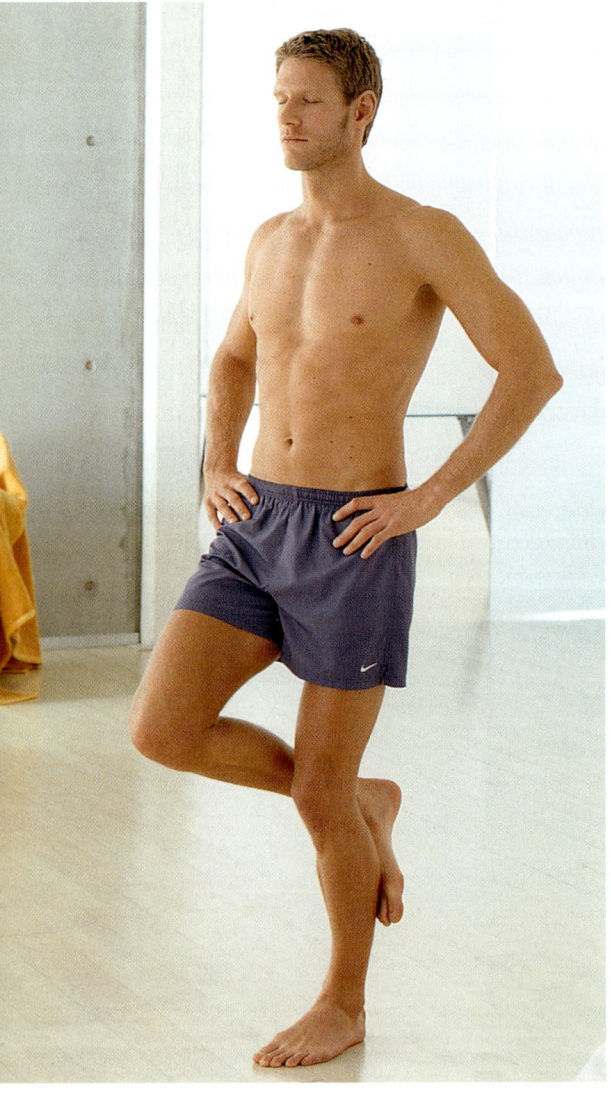

### SO GEHT'S

**1.** *Ziehen Sie zuerst die Schuhe aus.*
**2.** *Legen Sie im aufrechten Stand die Hände
locker in die Hüfte.*
**3.** *Heben Sie aus dieser Position einen Fuß vom
Boden und führen Sie ihn hinter die Wade
des anderen Beins.*
**4.** *Versuchen Sie dabei möglichst exakt das
Gleichgewicht zu halten.*
**5.** *Versuchen Sie die Übung mit geschlossenen
Augen durchzuführen.*
**6.** *Wenn Sie mühelos 5 Sekunden mit geschlossenen Augen im Einbeinstand stehen
bleiben können, wiederholen Sie die Übung
und legen dabei aber jetzt noch den Kopf in
den Nacken.*

Wie lange können Sie den Einbeinstand ausba-
lancieren? Probieren Sie es mit der schwierigs-
ten Variante, die Sie können. Falls es Ihnen also
nicht mit geschlossenen Augen und dem Kopf
im Nacken gelingt, probieren Sie die Variante
mit geschlossenen Augen. Klappt auch diese
nicht, führen Sie den Einbeinstand mit offenen
Augen durch.
Zählen Sie jeweils nur die Sekunden, die Sie
wirklich ruhig stehen, ohne eine sichtbare
Ausgleichsbewegung zu machen.

### *Auswertung*

| | |
|---|---|
| zwischen 6 und 10 Sekunden mit geschlossenen Augen | 1 |
| 5 Sekunden mit geschlossenen Augen | 2 |
| zwischen 6 und 10 Sekunden mit offenen Augen | 3 |
| zwischen 1 und 5 Sekunden mit offenen Augen | 4 |
| überhaupt nicht | 5 |
| **Ihre Punktzahl** | |

## GESAMTAUSWERTUNG

Addieren Sie nun alle Punkte, die Sie für die einzelnen Tests erhalten haben. Die Summe zeigt Ihnen, wie es um Ihren Trainingszustand bestellt ist.

### BIS 15 PUNKTE:
**AUSDAUERTYP**

Super: Sie sind rundum fit! Sie können beim Kraft- und Ausdauertraining gleich mit den Fortgeschrittenen-Übungen (ab Seite 64) loslegen.
Zusatztipp: Achten Sie darauf, regelmäßig zu essen, am besten 5-mal am Tag. Und planen Sie immer wieder bewusst Ruhe- und Erholungsphasen ein.

**ATHLETISCHER TYP**

Klasse! Sie sind auf dem besten Weg, ein Modellathlet zu werden. Auch Sie können beim Kraft- und Ausdauertraining gleich mit den Fortgeschrittenen-Übungen (ab Seite 64) durchstarten.
Zusatztipp: Sie neigen dazu, sich zu überfordern: Gerade Sie sollten deshalb ganz bewusst darauf achten, dass Sie regelmäßig Ruhe- und Erholungsphasen einplanen.

**KRAFTTYP**

Kompliment, Sie sind in ausgezeichneter Verfassung. Sie können beim Kraft- und Ausdauertraining problemlos gleich mit den Fortgeschrittenen-Übungen (ab Seite 64) loslegen.
Zusatztipp: Ihr Ergebnis sollte kein Grund sein, sich auf Ihren Lorbeeren auszuruhen. Ein Zuviel an Entspannung lässt Sie schnell sehr träge werden. Sorgen Sie für ein ausgewogenes Gleichgewicht zwischen Bewegung und Entspannung.

### 16 BIS 37 PUNKTE:
**AUSDAUERTYP**

Sie haben schon eine sehr gute Fitness-Basis! Sie sollten beim Kraft- und Ausdauertraining mit den Einsteigerübungen (ab Seite 56) beginnen. Wenn Sie Lust auf mehr bekommen, können Sie auch schon ein paar Fortgeschrittenen-Übungen und entsprechende Trainingstipps ausprobieren.
Zusatztipp: Wechseln Sie die Übungsschwerpunkte von Ausdauer und Kraft alle 6 bis 8 Wochen.

**ATHLETISCHER TYP**

Sie sind auf dem richtigen Weg! Auch Sie sollten bei den Kraft- und Ausdauerübungen mit den Einsteigerübungen (ab Seite 56) beginnen und – wenn Sie Lust auf mehr bekommen – auch schon ein paar Fortgeschrittenen-Übungen und Trainingstipps ausprobieren.
Zusatztipp: Wechseln Sie die Schwerpunkte von Ausdauer und Kraft alle 4 bis 6 Wochen. Achten Sie besonders auf ausreichende Ruhephasen und Erholung.

**KRAFTTYP**

Sie sind in einer guten Verfassung. Aber das sollte auch kein Grund sein, sich auf Ihren Lorbeeren auszuruhen. Sorgen Sie für ein ausgewogenes Gleichgewicht von Bewegung und aktiver Freizeitgestaltung sowie Entspannung. Sie sollten beim Kraft- und Ausdauertraining mit den Einsteigerübungen (ab Seite 56) beginnen und ab und zu eine Fortgeschrittenen-Übung einschieben.
Zusatztipp: Trainieren Sie anfangs vor allem Ihre Ausdauer und wechseln Sie im Rhythmus von 6 bis 8 Wochen Ausdauertraining und 3 bis 4 Wochen Krafttraining.

### ÜBER 38 PUNKTE:

**AUSDAUERTYP**

Aller Anfang ist schwer, doch auch in Ihnen steckt ein Sportler! Fangen Sie langsam an. Sie sollten beim Kraft- und Ausdauertraining mit den Einsteigerübungen (ab Seite 56) beginnen und diese etwa 2 bis 3 Monate regelmäßig durchführen. Wenn Ihnen dies am Anfang zu viel erscheint, starten Sie einfach im ersten Monat mit der halben Anzahl an Sätzen. Das wird Ihr Wohlbefinden sehr schnell steigern, und Sie bekommen eine erste Trainingsroutine.

Wiederholen Sie unseren kleinen Fitness-Test aber noch einmal, bevor Sie mit den Fortgeschrittenen-Übungen und Trainingstipps beginnen.

Zusatztipp: Legen Sie anfangs Ihren Trainingsschwerpunkt auf die Steigerung Ihrer Ausdauer.

**ATHLETISCHER TYP**

Auch für weniger trainierte Athleten ist aller Anfang schwer. Aber in Ihnen steckt garantiert eine natürliche Begabung für sportliche Betätigung. Fangen Sie zunächst langsam an. Sie sollten bei den Kraft- und Ausdauerübungen mit den Einsteigerübungen (ab Seite 56) beginnen und diese etwa 2 bis 3 Monate regelmäßig durchführen. Falls Ihnen dies zunächst zu viel ist, starten Sie einfach im ersten Monat mit der halben Anzahl an Sätzen, um ganz gemächlich Ihr Wohlbefinden zu steigern und eine Trainingsroutine zu bekommen.

Zusatztipp: Achten Sie ganz bewusst auf regelmäßige Entspannungs- und Ruhephasen und legen Sie zunächst einmal Ihren Trainingsschwerpunkt auf die Steigerung Ihrer Ausdauer.

**KRAFTTYP**

Auch wenn Sie es nicht glauben: In Ihnen steckt mehr Kraft und Ausdauer, als Sie denken! Fangen Sie zunächst langsam an. Sie sollten beim Kraft- und Ausdauertraining mit den Einsteigerübungen (ab Seite 56) beginnen und diese etwa 2 bis 3 Monate regelmäßig durchführen. Auch Sie sollten, falls Ihnen dies zunächst zu viel erscheint, im ersten Monat mit der halben Anzahl an Sätzen starten, um ganz gemächlich Ihr Wohlbefinden zu steigern und dabei eine gewisse Trainingsroutine zu bekommen.

Zusatztipp: Beginnen Sie, Ihre Freizeit aktiver zu gestalten, und nutzen Sie jede Gelegenheit, sich zu bewegen. Legen Sie insgesamt einen Schwerpunkt auf die Steigerung Ihrer Ausdauer.

## TIPP

*Sie wissen, wo Sie stehen – und wie geht's jetzt weiter?*

NEHMEN SIE SICH in den nächsten Monaten immer wieder einmal ein wenig Zeit und wiederholen Sie den ManPower-Fitness-Test auf den vorhergehenden Seiten in regelmäßigen Abständen.

Notieren Sie immer wieder die Ergebnisse und vergleichen Sie sie: So können Sie Ihre persönliche Entwicklung über mehrere Monate oder gar Jahre im Auge behalten. Und stolz macht es ja auch, wenn man immer fitter wird und besser in Form kommt, oder? Diese Methode ist übrigens auch in vielen Fitness-Studios üblich.

# DIE RICHTIGEN SPORTARTEN FÜR IHREN TYP

Sie wissen noch nicht, mit welchem Sport Sie fit werden und bleiben möchten? Oder Sie suchen neue Anregungen für Ihren Fitnessplan? Vielleicht um Ihren Lieblingssport mit einem passenden Ausgleichssport zu kombinieren? Dazu erfahren Sie auf den nächsten Seiten mehr.

## WELCHER SPORT PASST ZU MIR?

Die folgende Tabelle gibt Ihnen einen ersten Überblick über 28 besonders beliebte und bekannte Sportarten. Zur Orientierung werden die besonderen Vorteile der einzelnen Disziplinen bewertet. Sie erfahren, wie gut die einzelnen Sportarten geeignet sind für:
➤ Ausdauertraining und Fettabbau
➤ Krafttraining
➤ Beweglichkeit und Balance
➤ Energieverbrauch.
Außerdem enthält der Kompass Informationen dazu, ob die einzelnen Sportarten eher für Spaß im Team oder für sportliche Solisten geeignet sind. Eine weitere nützliche Information ist sicher auch, mit welchen Kosten Sie rechnen müssen, wenn Sie in eine der Sportarten einsteigen wollen. Sie finden in dieser Spalte den Preis, den Sie in einem Sportfachgeschäft ungefähr für die Grundausrüstung bezahlen. Nicht enthalten sind Kosten für Mitgliedschaften und Kursgebühren sowie eventuell anfallende Reise- und Übernachtungskosten. Welcher Körpertyp Sie sind, haben Sie bei dem Test auf der hinteren Umschlagklappe

erfahren: In der folgenden Tabelle sehen Sie nun auf einen Blick, welche Sportarten Ihren ganz persönlichen körperlichen Voraussetzungen besonders gut entsprechen. Dabei berücksichtigen wir auch, dass dem Ausdauertypen zwar Ausdauersportarten besonders gut liegen, aber im Übermaß betrieben bei sehr schlanken Männern auch einen Muskelaufbau behindern können. Athleten und vor allem Krafttypen sollten Ausdauersport deshalb etwas intensiver betreiben, denn ihnen helfen diese Sportarten im Optimalfall auch auf dem Weg zur schlankeren Linie.

### SPORT NACH NOTEN ...

Bei allen Testkriterien gilt: Es gibt 1 bis 6 Punkte, wobei 6 hier einmal die Bestnote ist. Beim Punkt »Sicherheitsfaktor« gilt also dann zum Beispiel: Je mehr Punkte eine Sportart in dieser Rubrik erhält, umso sicherer ist sie. Je weniger Punkte, desto höher ist dann das Verletzungsrisiko.

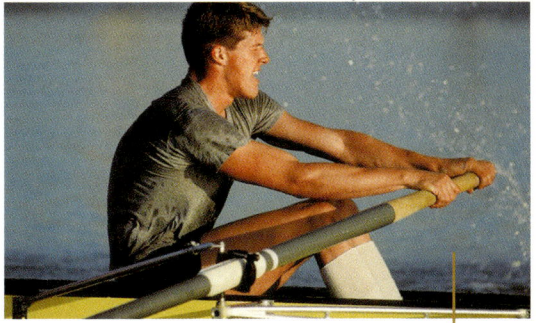

*Rudern trainiert die Ausdauer und ist auch für kräftigere Männer sehr gut geeignet.*

| | AEROBIC | BADMINTON/ FEDERBALL | BASKETBALL/ STREETBALL |
|---|---|---|---|
| Ausdauer/Fettabbau | ● ● ● ● ● | ● ● ● ● | ● ● ● ● |
| Kraft | ● ● | ● ● ● | ● ● ● |
| Beweglichkeit und Balance | ● ● ● ● ● | ● ● ● ● ● | ● ● ● ● |
| Energieverbrauch | ● ● ● ● ● ● | ● ● ● ● ● | ● ● ● ● ● |
| gut geeignet für Sport und Spaß im Team | ● ● ● ● ● | ● ● ● ● ● ● | ● ● ● ● ● ● |
| gut geeignet für »Einzelkämpfer« | ● | ● | ● |
| Sicherheitsfaktor | ● ● ● ● ● | ● ● | ● ● ● |
| Kosten für Ausrüstung | ab etwa 70 € (Schuhe, Ball) | ab etwa 65 € (Laufschuhe) | ab etwa 50 € (Anzug) |
| geeignet für AUSDAUERTYP | ● ● ● | ● ● ● | ● ● ● ● ● ● |
| geeignet für ATHLET | ● ● ● ● | ● ● ● ● ● | ● ● ● ● ● |
| geeignet für KRAFTTYP | ● ● ● | ● ● ● ● ● | ● ● |
| Vorteile | Aerobic trainiert vorwiegend Ausdauer, Beweglichkeit und Koordination. Da man in der Gruppe trainiert, kann man sich durch Trainer und Gruppendynamik mitreißen lassen. | Badminton – oder weniger trendy Federball – ist das schnellste Rückschlagspiel für 2 oder 4 Spieler. Es kann leicht erlernt und mittlerweile in vielen Hallen gespielt werden. | Durch die Kombination von Lauf-, Sprung- und Wurfbewegungen wird fast die gesamte Muskulatur trainiert. Außerdem fördern Sie mit Basketball Ihre Ausdauer. |
| Nachteile | Sie müssen sich dem Tempo und der Leistungsfähigkeit der Gruppe anpassen. | Charakteristisch sind die ständigen Wechsel zwischen Vor- und Rückwärtsbewegung, Starts und Stopps sowie Sprüngen und Drehbewegungen. Dadurch besteht Verletzungsgefahr. | |
| ManPower-Tipp | Der Trainer sollte nicht nur eine tolle Show präsentieren, sondern Ihnen auch Tipps und Hilfestellung zu Technik und Haltung geben. | Vergessen Sie nicht, sich vor dem Match gut aufzuwärmen. | Besonders die Streetball-Variante macht viel Spaß und fördert den Teamgeist. |

| FAHRRAD-FAHREN | FITNESS-BOXEN | FREE CLIMBING/ INDOOR CLIMBING | FUSSBALL |
|---|---|---|---|
| ● ● ● ● | ● ● ● | ● ● ● | ● ● ● |
| ● ● | ● ● ● ● ● | ● ● ● ● | ● ● ● |
| ● ● | ● ● ● ● ● ● | ● ● ● ● ● | ● ● ● ● ● |
| ● ● ● ● | ● ● ● ● ● | ● ● ● ● | ● ● ● ● |
| ● ● ● | ● ● ● ● ● ● | ● ● ● | ● ● ● ● ● ● |
| ● ● ● ● ● ● | ● ● ● | ● ● ● | ● |
| ● ● | ● | ● ● | ● |
| ab etwa 550 € (Fahrrad, Helm, Schutzbekleidung) | ab etwa 220 € (Kleidung, Handschuhe, Sandsack) | ab etwa 150 € (Schuhe, Klettergurt) | ab etwa 160 € (Schuhe, Ball, Schienbeinschützer) |
| ● ● ● | ● ● ● ● ● | ● ● ● ● ● | ● ● ● ● |
| ● ● ● ● | ● ● ● ● ● | ● ● ● ● ● ● | ● ● ● ● ● |
| ● ● ● ● | ● ● ● ● ● ● | ● ● ● ● ● | ● |

**FAHRRADFAHREN**

Fahrradfahren stärkt vor allem die Oberschenkel und stabilisiert die Knie. Darüber hinaus ist es gut für das Ausdauertraining und Fatburning geeignet.

Einseitige Belastung, da Oberkörper fast nicht trainiert wird. Wenn Sie sonst schon viel sitzen müssen, sollten Sie nicht ausschließlich Fahrradfahren als Ausdauersport betreiben.

Bei schlechtem Wetter und eisglatten Straßen können Sie auf »Indoor«-Fahrradfahren – das so genannte Spinning – ausweichen. So können Sie witterungsunabhängig im Studio weitertrainieren.

**FITNESS-BOXEN**

Fitness-Boxen gilt zu Recht als eine der härtesten und umfangreichsten Trainingsarten: Schnelligkeit, Koordination, Kraft und insbesondere die Ausdauer spielen eine entscheidende Rolle.

Hohe Verletzungsgefahr.

Auch »Leichtgewichte« können hier punkten, da Treffer auch dann zählen, wenn sie keine sichtbare Wirkung hinterlassen. Wie viel Kraft hinter einem Schlag steckt, ist deshalb zweitrangig.

**FREE CLIMBING/INDOOR CLIMBING**

Klettern erfordert – und fördert – in erster Linie Kopfarbeit und mentale Konzentration und erst dann Kraft und Ausdauer.

Nicht für sehr schwere Personen geeignet.

Klettern bedeutet auch, einen inneren Entwicklungsprozess zu durchlaufen: Sie klettern nicht einfach eine Leiter hoch. Sie finden Ihren eigenen Weg und meistern Steigungen, die vorher unbezwingbar schienen.

**FUSSBALL**

Fußball spielen kann – fast – jeder. Und es ist in großen »richtigen« Teams genauso gut zu spielen wie in verkleinerten Mannschaften. Es fördert vor allem Ausdauer, Beweglichkeit und Koordination.

Beim Fußball ist die Verletzungsgefahr sehr hoch

Sie sollten unbedingt das Spielen mit Stollen vermeiden, denn diese können sich im Boden verhaken und so zu Verdrehungen und Verletzungen am Kniegelenk führen.

| | GOLF | INLINESKATING | JOGGING/ LAUFEN |
|---|---|---|---|
| Ausdauer/Fettabbau | ● | ● ● ● ● | ● ● ● ● ● |
| Kraft | ● ● | ● ● | ● ● |
| Beweglichkeit und Balance | ● ● ● ● ● | ● ● ● ● ● | ● ● ● |
| Energieverbrauch | ● | ● ● ● ● | ● ● ● ● ● |
| gut geeignet für Sport und Spaß im Team | ● ● ● | ● ● ● ● | ● ● ● ● ● ● |
| gut geeignet für »Einzelkämpfer« | ● ● ● | ● ● ● ● | ● ● ● ● ● ● |
| Sicherheitsfaktor | ● ● ● ● | ● | ● ● |
| Kosten für Ausrüstung | ab etwa 500 € (Schlägersatz, Bag, Schuhe, Bälle) | ab etwa 200 € (Schutzbekleidung, Schuhe) | ab etwa 65 € (Laufschuhe) |
| geeignet für AUSDAUERTYP | ● ● ● ● ● | ● ● | ● ● ● |
| geeignet für ATHLET | ● ● ● | ● ● ● ● ● | ● ● ● ● |
| geeignet für KRAFTTYP | ● ● ● ● | ● ● ● ● | ● ● ● ● ● |
| Vorteile | Golf eignet sich hervorragend zum Stressabbau. Es werden – unter freiem Himmel und in entspannter Atmosphäre – vor allem Balance und Konzentrationsfähigkeit gefördert. | Inlineskating trainiert vor allem Ausdauer, Koordination und Balance. Bei guter Technik und ausreichender Schutzbekleidung ist Inlineskating eine sehr gute Alternative zu Fahrrad- und Lauftraining. | Laufen zählt zu den einfachsten und preiswertesten Methoden, um Ausdauer zu trainieren. |
| Nachteile | Schulter- und Rumpfmuskulatur werden einseitig belastet. | Beim Inlineskaten gibt es eine hohe Sturz- und damit Verletzungsgefahr. | Häufig werden Intensität und Dauer falsch eingeschätzt, dadurch kommt es zu Überlastungserscheinungen an Knie oder Fuß. |
| ManPower-Tipp | Führen Sie vor und nach dem Golfen stets ein Stretching durch, um die einseitige Belastung beim Schlagen auszugleichen. Außerdem empfiehlt sich ein ergänzendes Krafttraining. | Fahren Sie stets mit Schutzbekleidung, auch als »Profi«. Denn die meisten schweren Verletzungen ziehen sich unzureichend geschützte Fortgeschrittene zu. | Anfangs sollten Sie sich nicht übernehmen, da Sie sonst schnell Gelenkbeschwerden bekommen können. Wichtig sind gute Laufschuhe. |

| KAMPFSPORT-ARTEN | KANU/KAJAK/RAFTING | KICK-, ROLLER-BOARD/SKOOTER | KRAFTTRAINING/BODYBUILDING |
|---|---|---|---|
| ● ● ● | ● ● ● ● ● ● | ● ● ● ● ● | ● |
| ● ● ● | ● ● ● ● ● ● | ● ● ● ● | ● ● ● ● ● |
| ● ● ● ● | ● ● ● ● ● ● | ● ● ● ● ● | ● ● |
| ● ● ● ● | ● ● ● ● ● | ● ● ● ● ● | ● ● |
| ● ● ● ● ● | ● ● ● ● ● ● | ● ● ● | ● ● |
| ● | ● ● ● ● ● | ● ● ● | ● ● ● |
| ● ● ● ● | ● ● ● | ● | ● ● ● ● |
| ab etwa 50 € (Anzug) | ab etwa 1250 € (Boot) | ab etwa 180 € (Schutz-bekleidung, Board) | ab etwa 200 € (Schuhe, eigene Hanteln) |
| ● ● ● ● | ● ● ● | ● ● ● ● | ● ● ● ● ● |
| ● ● ● ● ● | ● ● ● ● | ● ● ● ● ● | ● ● ● ● |
| ● ● | ● ● ● ● ● ● | ● ● ● ● ● | ● ● ● |
| Kampfsportarten wie Taekwondo, Jiu-Jitsu, Judo und Karate sind hervorragend zur Förderung der muskulären Stabilität geeignet. Durch das Zusammenspiel in der Gruppe oder im Kampf mit dem Gegner erlernen Sie zudem den Umgang mit Stress und Aggression. | Um einen guten Vortrieb zu gewährleisten, brauchen Sie nicht nur viel Kraft, sondern sowohl aerobe als auch anaerobe Ausdauer (Kraftausdauer) und vor allem eine ökonomische Rudertechnik. | Fast jeder von uns ist in seiner Kindheit Roller gefahren. Daher ist er besonders für Fitness-Einsteiger geeignet. Ausdauer und Balance werden trainiert. | Bodybuilding bildet eine Grundlage für alle Sportarten, außerdem ist das Training überall leicht durchzuführen. Es hilft – auch ergänzend zum Ausdauertraining – Fehlhaltungen vorzubeugen oder sie auszugleichen. |
| | Wer Schulter- und Rückenbeschwerden hat, sollte Kajak & Co. eher meiden. Außerdem ist dieser Sport saisonabhängig. | Verletzungsrisiken an Knöchel- (durch Umknicken) und Handgelenken sowie Ellbogen. | Wenn mit zu hohen Gewichten gearbeitet wird, kann man sich leicht überfordern. |
| Das wissen nicht viele: Kampfsportarten eignen sich auch hervorragend, um Stress abzubauen und seelisch wieder in Balance zu kommen. | Für die richtige Technik empfehlen wir in jedem Fall eine gute Einführung durch einen erfahrenen Trainer. | Tragen Sie beim Rollerfahren knöchelhohe Schuhe und Handgelenkschützer. | Wenn Sie vorwiegend mit leichten Gewichten beziehungsweise Ihrem Körpergewicht arbeiten, minimieren Sie die Gefahr, sich zu viel zuzumuten. |

| | MOUNTAIN-BIKING | PUMP, STEP & CO. | REITEN |
|---|---|---|---|
| Ausdauer/Fettabbau | ● ● ● ● | ● ● ● ● ● | ● ● |
| Kraft | ● ● ● | ● ● ● | ● ● |
| Beweglichkeit und Balance | ● ● ● ● | ● ● ● | ● ● ● ● ● |
| Energieverbrauch | ● ● ● ● | ● ● ● ● ● | ● ● ● |
| gut geeignet für Sport und Spaß im Team | ● ● ● ● | ● ● ● ● ● | ● ● |
| gut geeignet für »Einzelkämpfer« | ● ● ● | ● ● | ● ● ● ● ● ● |
| Sicherheitsfaktor | ● ● | ● ● ● ● ● ● | ● ● |
| Kosten für Ausrüstung | ab etwa 600 € (Rad, Helm) | ab etwa 50 € (Schuhe) | ab etwa 400 € (Stiefel, Hose, Helm, Gerte) |
| geeignet für AUSDAUERTYP | ● ● ● | ● ● | ● ● ● ● ● |
| geeignet für ATHLET | ● ● ● ● ● | ● ● ● ● ● | ● ● ● ● |
| geeignet für KRAFTTYP | ● ● ● ● | ● ● ● | ● ● ● |
| Vorteile | Stärkt vor allem die Oberschenkel. Das »Downhill«-Fahren stellt große Anforderungen an Ihre Koordination und Balance. | Für Pump, Step, Kraftworks und Co. gilt Ähnliches wie bei Aerobic: Sie trainieren vorwiegend Ausdauer, Beweglichkeit und Koordination. Auch hier motiviert das Trainieren in der Gruppe. | Reiten bietet Natur pur, vor allem auch durch die Interaktion zwischen Pferd und Reiter. Koordination und Balance spielen eine große Rolle. Besonders gefordert wird die Haltemuskulatur zur Stabilisierung des Sitzens. |
| Nachteile | Es besteht Unfallgefahr durch Überschätzen des fahrerischen Könnens. | Man muss sich dem Tempo und dem Leistungsniveau der Gruppe anpassen. | Einseitige Belastung, da der Oberkörper fast nicht trainiert wird und der Unterkörper vor allem statische Haltearbeit leisten muss. |
| ManPower-Tipp | Achten Sie beim Kauf darauf, dass der Lenker sich hoch genug einstellen lässt und der Rahmen des Bikes Ihren Körpermaßen entspricht. | Der Trainer sollte Ihnen regelmäßig Tipps geben, wie Sie Haltung und Ausführung optimieren. | Man kann Ausritte auch in Reitclubs oder privaten Reitställen buchen. |

| RUDERN | SCHWIMMEN | SEGELN | SKILANGLAUF |
|---|---|---|---|
| • • • • • | • • • • | • • | • • • • |
| • • • • | • • • • | • | • • |
| • • • • | • • • • | • • • • | • • • |
| • • • • | • • • • | • • | • • • • • |
| • • • • | • • • | • • • • • • | • • • |
| • • • • | • • • | • • • • | • • • |
| • • • | • • | • • • | • • • |
| wird fast nur im Verein ausgeübt, Gerät wird gestellt | ab etwa 50 € (Hose, Badekappe, Schwimmbrille) | ab etwa 250 € (Bekleidung); Jolle ab etwa 2500 € | ab etwa 500 € (Skier, Schuhe, Bekleidung, Stöcke) |
| • • | • • • | • • • | • |
| • • • | • • • • | • • • | • • • |
| • • • • • | • • • • • • | • • • | • • • • |
| Rudern fördert nahezu die gesamte Körpermuskulatur sowie die Ausdauer. Gerade für etwas kräftigere Körpertypen ist das Rudern besonders geeignet. | Der Auftrieb des Wassers trägt nahezu 90 Prozent des Körpergewichts. Diese Sportart eignet sich daher hervorragend für sehr schwere Männer oder bei Gelenkbeschwerden. | Segeln können Sie in ganz unterschiedlichen Bootsklassen: von Einmannjollen bis zu Hochseejachten und Mehrrumpfbooten. Segeln kann also sowohl entspannend als auch gesellig sein. | Skilanglauf fördert die gesamte Körpermuskulatur und Ausdauer und ist ein guter Fettkiller. Besonders eignet sich Skilanglauf für Schwergewichtige. |
| Die Kosten für ein Boot sind hoch. Oder man ist gezwungen, in ein Studio oder einen Verein zu gehen. | Häufig hohe Chlorbelastung. | Kraft und Ausdauer unbedingt zusätzlich durch andere Sportarten trainieren. | Saisonabhängig. |
| Wichtig ist die richtige Technikeinführung eines Trainers. Rudern ist weniger geeignet, wenn Sie Probleme mit den Knien haben. | Wenn Sie gelegentlich Rücken- oder Schulterbeschwerden haben, sollten Sie Rückenschwimmen oder Kraulen statt Brustschwimmen ausprobieren. | Beim Segeln sind Sie unterschiedlichen Witterungseinflüssen ausgesetzt: das erfordert eine gute Widerstandsfähigkeit – trainiert sie aber auch. | Einsteiger sollten anfangs die Beanspruchung des Herz-Kreislauf-Systems nicht unterschätzen und mit kleineren Etappen starten. |

| | SNOWBOARDING/ SKI ALPIN | SQUASH | TAE BO/KICK-BOX-WORKOUT |
|---|---|---|---|
| Ausdauer/Fettabbau | ● ● ● | ● ● ● | ● ● ● |
| Kraft | ● ● ● | ● ● ● | ● ● ● |
| Beweglichkeit und Balance | ● ● ● ● ● | ● ● ● ● ● | ● ● ● ● |
| Energieverbrauch | ● ● ● ● | ● ● ● ● | ● ● ● ● |
| gut geeignet für Sport und Spaß im Team | ● ● | ● ● ● ● ● ● | ● ● ● ● |
| gut geeignet für »Einzelkämpfer« | ● ● ● ● ● | ● | ● |
| Sicherheitsfaktor | ● | ● ● | ● ● ● |
| Kosten für Ausrüstung | ab etwa 1000 € (Board bzw. Skier, Bekleidung) | ab etwa 120 € (Schuhe, Schläger, Bälle) | ab etwa 50 € (Schuhe) |
| geeignet für AUSDAUERTYP | ● ● ● ● ● | ● ● | ● ● |
| geeignet für ATHLET | ● ● ● ● ● ● | ● ● ● ● ● | ● ● ● ● |
| geeignet für KRAFTTYP | ● ● | ● ● | ● ● ● |
| Vorteile | Die Sportart für Waschbrettbauch und einen knackigen Hintern. Beine, Gesäß und besonders die Bauchmuskulatur werden gekräftigt. Die Ausdauer ebenfalls, aber mehr durch statische Haltearbeit. | Diese sehr beliebte Sportart verlangt Ihnen vor allem in Bezug auf Schnelligkeit und anaerobe Ausdauer alles ab. Und Sie können sich dabei auch mal so richtig »abreagieren«. | Eine Mischung aus Selbstverteidigung, Kickboxen und Herz-Kreislauf-Training. Das energiegeladene Ganzkörpertraining Tae Bo enthält kraftvolle Armübungen, Körperanspannung, einfache Boxübungen und leichte Sprünge. |
| Nachteile | Es besteht ein sehr hohes Verletzungsrisiko, die Sportart ist saisonabhängig. | Es wird kaum Fett verbrannt, und Ihre Grundlagenausdauer wird nicht wesentlich verbessert. | Die Gelenke können durch schnelle Bewegungen überbelastet werden. |
| ManPower-Tipp | | Wärmen Sie sich vorher mindestens 10 Minuten auf, sonst kommt es schnell zu Muskel- und Sehnenverletzungen. | Das schweißtreibende Fitness-Programm eignet sich vor allem für Fortgeschrittene, denen Aerobic allein zu wenig ist. |

| TENNIS | WALKING | WANDERN/ BERGSTEIGEN | YOGA/ STRETCHING |
|---|---|---|---|
| • • • | • • • • • | • • • • • | • |
| • • • | • • | • • • | • • • |
| • • • • • | • • • | • • • • • | • • • • • • |
| • • • | • • • • | • • • • | • • |
| • • • • • • | • • • | • • • • | • • • • |
| • | • • • • | • • • • | • • • • |
| • • | • • • • • | • • | • • • |
| ab etwa 350 € (Schuhe, Bekleidung, Schläger) | ab etwa 75 € (Schuhe) | ab etwa 150 € (Schuhe, Stöcke) | ab etwa 25 € (Decke) |
| • • • | • • • • • | • • • | • • • |
| • • • • • | • • | • • • • • | • • • • • |
| • • • • | • • • • • • | • • • • • • | • • • |
| Hier sind Technik, Koordination, Einschätzungsvermögen, Intelligenz, mentale Stärke, Schnelligkeit, Beweglichkeit und Ausdauer gleichermaßen gefragt. Tennis macht Spaß und eignet sich hervorragend zum Stressabbau. | Walking eignet sich für jedes Alter und jeden Fitness-Level, ist also auch für Einsteiger ideal. Es ist wesentlich gelenkschonender als Laufen oder Joggen. Walking ist sehr gut geeignet, um den Fettstoffwechsel anzukurbeln. | Wandern und Bergsteigen eignen sich wie Walking für jedes Alter und jeden Fitness-Level. | Yoga und Stretching erhöhen die Beweglichkeit, die Balance und beschleunigen die Regeneration Ihrer Muskulatur, insbesondere nach ausgiebigen Trainingseinheiten. Bei »Power Yoga« kommt man zudem ganz gut ins Schwitzen. |
| Wegen der vielen kurzen und schnellen Bewegungen kommt es kaum zum Training des Fettstoffwechsels. | | Bei Beschwerden im Kniegelenk gehen Sie am besten vorab zum Orthopäden, um eine Knieschädigung auszuschließen. | Bei Rückenproblemen aufpassen. |
| | Tragen Sie gute und bequeme Schuhe. Anfangs sollten Sie immer wieder Walking-Intervalle einlegen. | Sorgen Sie für stabile und bequeme Schuhe. Wenn Sie Wanderstöcke benutzen, achten Sie auf die richtige Haltung Ihrer Handgelenke. | Beide Disziplinen eignen sich zum Relaxen und als Teil Ihres individuellen Wellness-Programms (siehe auch ab Seite 127). |

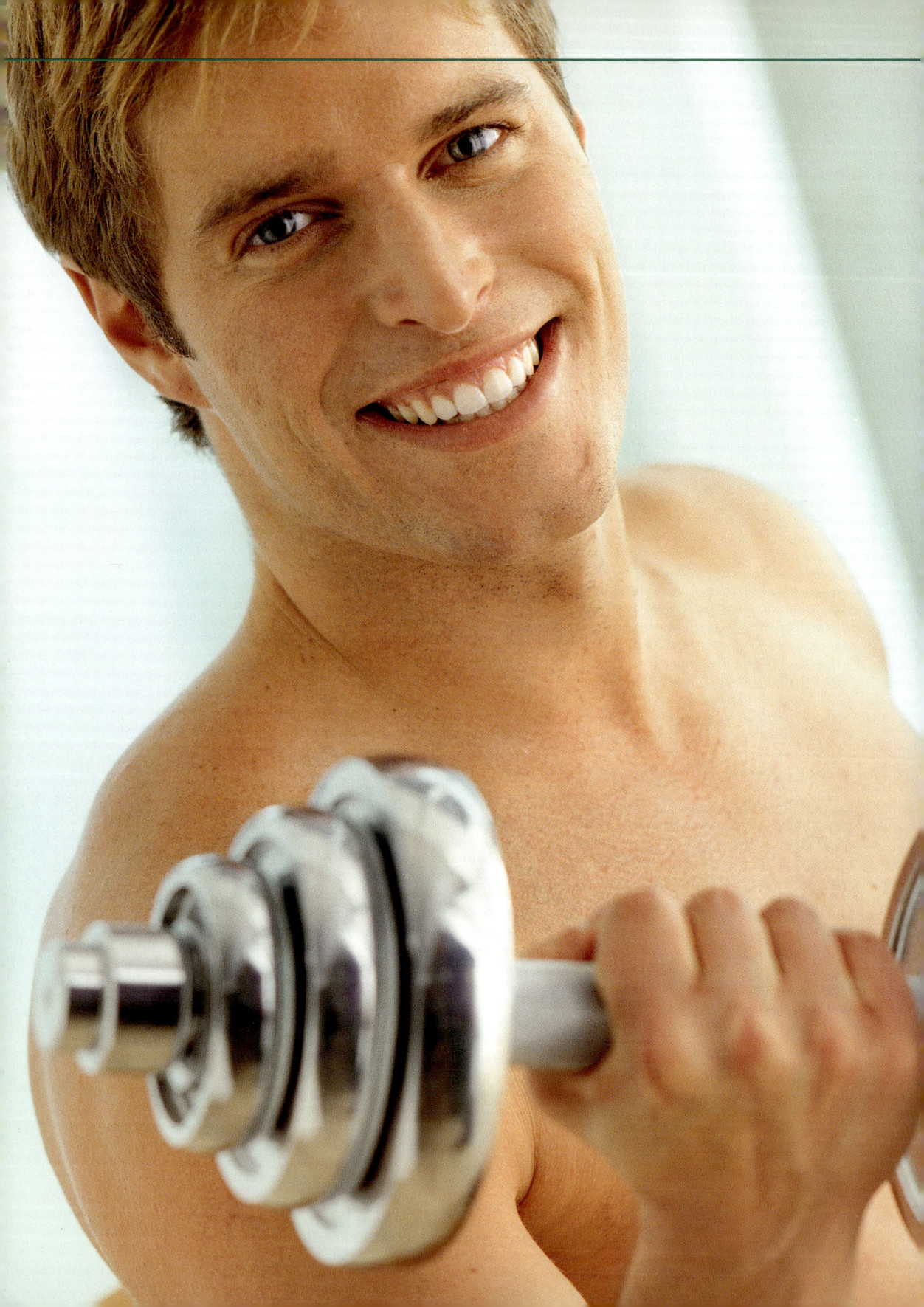

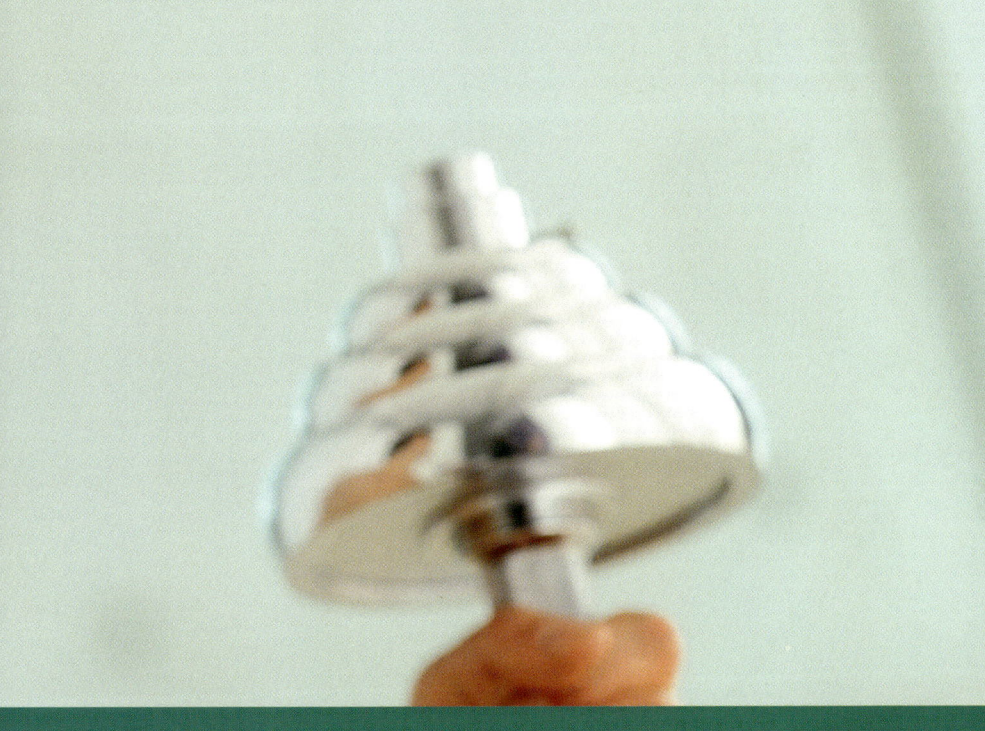

# IHR PERSONAL TRAINING

**Jetzt gilt es:** Sie wissen, wo Sie stehen und was Sie erreichen möchten.

Auf den folgenden Seiten finden Sie das ideale Trainingsprogramm auch für Ihren

Typ: Bauen Sie Muskeln auf, steigern Sie Ihre Ausdauer, werden Sie beweglicher!

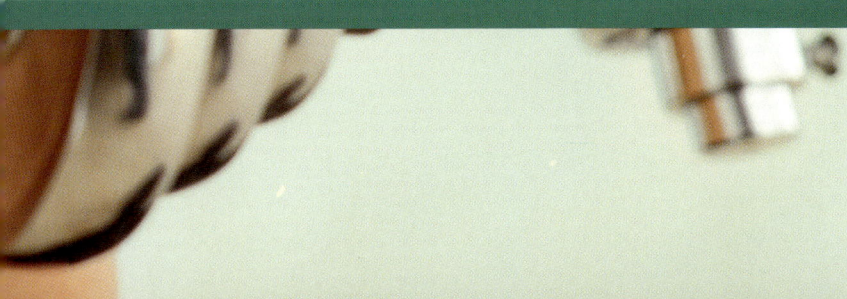

# ALLES IST MÖGLICH: DIE PLANUNG

*Ein wirklich effektives und gutes Training erfordert ein bisschen Planung. Aber wenn Sie sich einmal damit beschäftigen, werden Sie merken, dass auch schon das Planen Spaß machen kann.*

Sie haben für Ihr Training sicher schon ein oder mehrere Ziele ins Auge gefasst. Jetzt gilt es, sich um den Aufbau eines Trainingsprogramms zu kümmern, das genau zu Ihrem Typ und Ihren Zielen passt.

## SIND SIE ES SICH WERT?

Vielleicht sagen Sie sich jetzt: Das ist ja alles schön und gut, aber wann soll ich Zeit zum Training finden? Aber: Präsidenten und führende Politiker nehmen sich die Zeit, etwas für ihren Körper zu tun – das können Sie auch! Vergessen Sie nie: Wer viel leistet, muss auch immer wieder auftanken.
Streichen Sie Worte wie »vielleicht«, »sollte« und »könnte« aus Ihrem Wortschatz – zumindest wenn es um Ihre Trainingsplanung geht. Handeln Sie! Selbst wenn Sie anfangs nur 10 Minuten täglich für Ihr Körpertraining aufwenden können, werden Sie schnell Ihre Lebensqualität deutlich verbessern. Und es gibt unendlich viele Möglichkeiten, das Training in Ihren Alltag zu integrieren. Selbst im Büro können Sie zwischendurch schnell ein paar kleine Powerübungen absolvieren (siehe ab Seite 75 und ab Seite 111) und damit auch rasch unangenehme Verspannungen lösen.
Die Hauptsache dabei: Setzen Sie sich realistische Ziele. Lernen Sie auch mit kleinen Rückschlägen umzugehen, ohne deshalb alles in Frage zu stellen. Denn Erfolg bedeutet immer das Erreichen eines Zieles. Und erfolgreich möchten Sie doch sein?

# DIE 10 MOTIVATIONSTIPPS

## 1. Wichtiger als jedes Meeting

Die Termine für Ihr Training stehen in Ihrem Terminkalender! Machen Sie es sich zur Angewohnheit, diese höchstens notfalls zu verschieben – aber nie zu streichen.

## 2. Alles muss klein beginnen

Beginnen Sie in den ersten Wochen mit kurzen, aber regelmäßigen Trainingseinheiten, denn es ist grundsätzlich effektiver, wenn Sie dreimal pro Woche 30 Minuten lang trainieren als einmal wöchentlich 1,5 Stunden.

## 3. Bleiben Sie dran!

Unterbrechen Sie Ihr Training auf keinen Fall! Nach zwei Wochen Pause verliert selbst ein leistungsorientierter Sportler die Motivation, das Training wieder aufzunehmen.

## 4. Keine faulen Ausreden!

Auch bei Widrigkeiten sollten Sie das Training nicht unterbrechen. Wo ein Wille ist, ist auch eine Trainingsmöglichkeit: Sie wollten eigentlich draußen trainieren, aber jetzt tobt ein Unwetter? Trainieren Sie zu Hause, kaufen Sie sich eine Zehnerkarte für ein Sportstudio in Ihrer Nähe oder gehen Sie ins Schwimmbad.

## 5. Nicht zu wenig …

Lassen Sie sich nicht von kleinen Wehwehchen aus dem Rhythmus bringen. Mit einer kleinen Zerrung am Fuß können Sie ja den Oberkörper trainieren. Ihre Schultern schmerzen bei manchen Bewegungen? Das muss Sie nicht vom Training auf Stepper oder Fahrrad abhalten.

## 6. … aber auch nicht zu viel

Bei schweren Beeinträchtigungen besprechen Sie natürlich immer mit Ihrem Arzt, ob und wie intensiv Sie jetzt noch trainieren dürfen.

## 7. Gemeinsam werden Sie stark

Das hilft Ihnen, konsequent beim Training zu bleiben: Suchen Sie sich einen Trainingspartner und verabreden Sie sich mit ihm zum Training. Wer zu spät kommt, zahlt einen Euro pro Minute Verspätung. Und bei kurzfristigen Absagen ist eine Einladung zum Essen fällig.

## 8. Wenn Berge schrumpfen …

Machen Sie Ihre Erfolge sichtbar! Ein Beispiel: Sie wollen 5 Kilogramm abnehmen. Kaufen Sie 10 Packungen Vogelsand à 500 Gramm. Drapieren Sie diesen zu einem kleinen Berg, vielleicht auf einem Tisch oder in einer Ecke. Für jedes Pfund, das Sie abnehmen, können Sie ein Päckchen abtragen.

## 9. Den Gürtel enger schnallen!

Vielleicht messen Sie regelmäßig den Taillenumfang, das Wachstum der Muskeln, die Veränderungen Ihres Ruhe- und Erholungspulses. Sie können auch alle 6 bis 8 Wochen den Fitness-Test (siehe ab Seite 20) wiederholen.

## 10. Ihr Körper will mehr!

Jetzt haben Sie's geschafft: Wenn Sie etwa 3 Wochen regelmäßig trainiert haben, stellt sich eine Trainingsroutine ein. Ihr Körper beginnt, sich an regelmäßige Bewegung zu gewöhnen – und verlangt sogar danach!

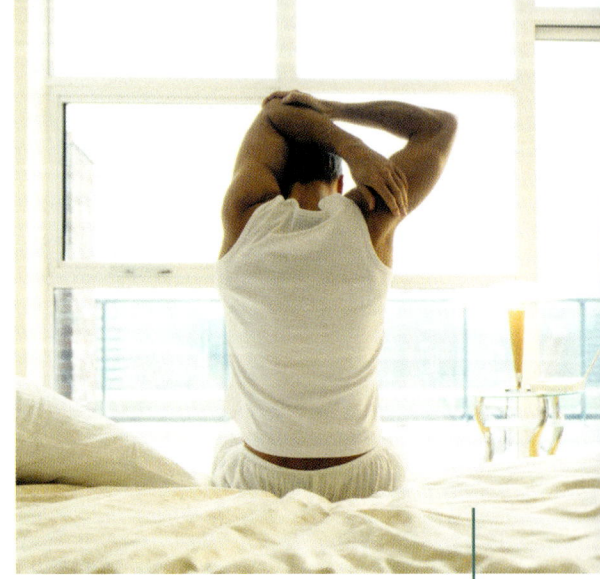

## DAS SAGT DIE INNERE UHR

Sind Sie ein Frühaufsteher oder doch eher ein Langschläfer? Wenn Sie es irgendwie einrichten können, versuchen Sie, nicht gegen Ihren persönlichen Rhythmus zu arbeiten. Frühaufsteher sind morgens am leistungsfähigsten: die ideale Zeit für ein Ausdauertraining! Morgenmuffel trainieren am besten am späten Nachmittag oder am frühen Abend.

➤ *Auszeiten nehmen*

Viele Menschen haben zwischen 13 Uhr und 15 Uhr ein natürliches Leistungstief. Halten Sie es möglichst wie die Südländer: Machen Sie eine Mini-Siesta von 10 bis maximal 35 Minuten. Chronobiologen haben erforscht, dass eine solche kleine Auszeit fast so wertvoll ist wie eine Stunde Nachtschlaf.

Oder Sie probieren Albert Einsteins Trick aus: Er setzte sich etwa 3-mal am Tag zum Relaxen in einen bequemen Sessel. Er hielt dabei sein Schlüsselbund frei über dem Boden in der Hand. Sobald er sich entspannt hatte, also eingenickt war, fiel ihm der Schlüssel aus der Hand. Vom Aufschlaggeräusch auf dem Boden wachte er wieder auf und konnte mit neuer Kraft weiterarbeiten.

➤ *Schlafen Sie sich fit*

Wenn Sie dauerhaft zu wenig schlafen, ist das Stress für Ihren Organismus. Ebenso wie Nachtarbeit und zu viel Alkohol. Wenn Sie Schichtdienst nicht vermeiden können, sorgen Sie bei der Nachtarbeit für ausreichende Beleuchtung und versuchen Sie, Ihre Hauptmahlzeit tagsüber, möglichst nach dem Aufstehen, einzunehmen. Essen Sie möglichst wenig während oder nach der Arbeit.

*Morgens fit oder eher fertig? Das hängt auch von Ihrem ganz individuellen Rhythmus ab.*

➤ *Tipp für Vielflieger*

Wenn Sie oft in andere Zeitzonen reisen, passen Sie Ihren Körper schnellstmöglich den Zeitabläufen dort an: Essen Sie abends und morgens Eiweißhaltiges statt Kohlenhydrate (siehe ab Seite 116). Das hilft der «inneren Uhr» beim Umstellen.

## UND WO SPORTELN SIE?

Ob zu Hause, im Freien, im Fitness-Studio, im Büro oder auf Reisen im Hotelzimmer – beinahe überall lassen sich sportliche Ziele umsetzen. Hauptsache, Sie bleiben wirklich konsequent dabei und trainieren regelmäßig. Wollen Sie sich zu Hause in einer Ecke Ihr privates Fitness-Studio einrichten? Oder unterwegs im Hotel trainieren?

### FIT AUF REISEN

Viele Hotels haben Fitness-Räume oder ein kleines Schwimmbad. Wählen Sie bei Geschäftsreisen Ihr Hotel auch unter diesen

Gesichtspunkten aus. Nehmen Sie sich morgens im Hotel Zeit für ein wenig Ausdauertraining vor der Arbeit, schwimmen Sie am Abend ein paar Runden im Hotelpool. So bleiben Sie fit und können sich bei wichtigen Terminen besser konzentrieren. An der Rezeption erfahren Sie sicher auch, wo es eine gute Laufstrecke gibt.

## HINAUS INS FREIE

Gerade wenn Sie sich viel in geschlossenen Räumen aufhalten müssen, sollten Sie in Ihrer Freizeit möglichst viel draußen sein, das tut Körper und Psyche gut. Fehlt Ihnen dauernd Tageslicht, werden Ihre Gedanken träger, Sie selbst immer schwermütiger. Und Sie greifen beim Essen öfter zu Süßem und Kohlenhydraten.

Bewegung im Freien fördert die Ausschüttung der Hormone, die dafür sorgen, dass Sie sich wohl fühlen (mehr auf Seite 16).

## FIT IM STUDIO

Die meisten Fitness-Studios bieten gegen eine geringe Gebühr einen Probetag oder ein Schnuppertraining an. So können Sie sich erst einmal in Ruhe ein Bild machen – und sich dann für das Studio Ihrer Wahl entscheiden. Hierauf sollten Sie dabei achten:

➤ Die Trainer sollten sehr gut ausgebildet sein, das heißt A- oder B-Lizenz, Eurotrainerschein, Sportlehrerdiplom oder andere vergleichbare Ausbildungen haben.

➤ Besuchen Sie das Studio zu der Tageszeit, in der Sie voraussichtlich auch trainieren werden. So sehen Sie, wie voll

es um diese Zeit ist, ob genügend Geräte vorhanden sind oder es längere Wartezeiten gibt.

➤ Der Gerätebereich ist so ausgestattet, dass ein komplettes Ganzkörpertraining möglich ist. Die Gewichte der Geräte sind in kleinen Schritten steigerbar, Sitzpolster lassen sich individuell einstellen.

➤ Zum Aufwärmen stehen auch im Kraftbereich Ausdauergeräte bereit.

➤ Es sollte auch einen größeren Freihantelbereich geben, mit genügend Raum, Spiegeln zur Bewegungskontrolle sowie ausreichend Flach- und Schrägbänken.

➤ Gibt es genügend Ausdauergeräte in verschiedenen Variationen? Und können Sie Ihre individuelle Herzfrequenz messen?

➤ Es sollten ein ausreichend großer Bereich und genügend Bodenmatten für das Bauchtraining und für das Stretching vorhanden sein.

**Tipp:** Werden auch Kurse angeboten, die Sie interessieren? Dann achten Sie auch auf Folgendes:

➤ Der Boden in den Kursräumen sollte minimal nachfedern, das schont die Gelenke.

➤ Der Trainer sollte nicht nur durch eine tolle Show motivieren, sondern auch gut verständliche Bewegungshinweise geben und Fehlhaltungen korrigieren.

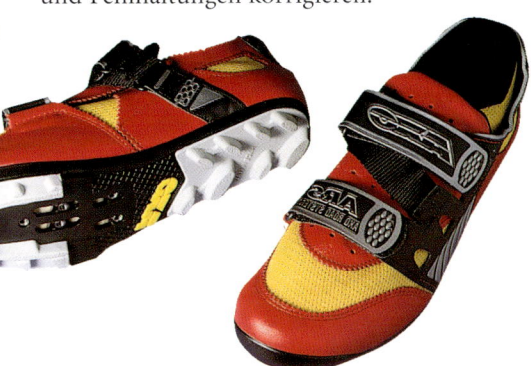

# DIE OPTIMALE AUSRÜSTUNG

Fitness? Ja! Aber was brauche ich dafür eigentlich alles? In diesem Kasten finden Sie die »Basisausrüstung« für den Sport.

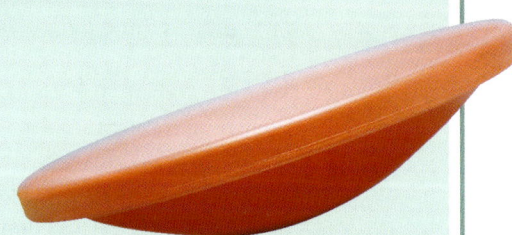

## *Das brauchen Sie als Einsteiger: Basics für das Training*

- bequeme Sportkleidung, vor allem Hose und Shirt aus Baumwolle oder atmungsaktiven Kunstfasern, ab etwa 50 Euro,
- ein Paar gute Schuhe, zum Beispiel Laufschuhe, ab etwa 50 Euro,
- eine Trainingsmatte: ausreichend dick, wasserfest, Schmutz abweisend – und natürlich groß genug, dass Sie sich darauf lang ausstrecken können, etwa ab 50 Euro,
- 2 Hantelsätze mit insgesamt 12 auswechselbaren Scheiben: 4-mal 0,5 Kilogramm, 4-mal 1,25 Kilogramm und 4-mal 2,5 Kilogramm, ab etwa 35 Euro. Den Inbusschlüssel zum Fixieren der Scheiben nicht vergessen!

Außerdem im Optimalfall noch:
- einen mittelgroßen Spiegel zur Bewegungskontrolle,
- eine Pulsuhr zur Kontrolle der Herzfrequenz (siehe Seite 88), ab etwa 50 Euro,
- eine Waage zur regelmäßigen Kontrolle des Gewichts, ab etwa 25 Euro.

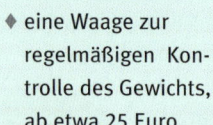

## *Für Fortgeschrittene: Jetzt darf's ein bisschen mehr sein*

- ein so genanntes Aerostep, ein Balance-Pad oder einen Fußkreisel zum Arbeiten auf instabilem Untergrund: So wird nicht nur die Kraft effizienter trainiert, sondern auch die Koordinationsfähigkeit. Kosten: Aerostep ab etwa 65 Euro, Balance-Pad ab ungefähr 50 Euro und Fußkreisel ab etwa 20 Euro,
- Klimmzugstange für den Türrahmen, kostet ab etwa 20 Euro,
- für Reisen wahlweise mit Wasser oder Sand befüllbare Hanteln aus Kunststoff, ab ungefähr 15 Euro.

## *Für Ambitionierte: Ausrüstung mit gewissen Extras*

Wenn Ausdauertraining oder Fettabbau Ihre Ziele sind, lohnt sich eventuell die Anschaffung von einem oder zwei der hier aufgelisteten Indoor-Ausdauergeräte. Sie können diese Geräte natürlich auch im Fitness-Studio nutzen.
- Ergometer, ab etwa 250 Euro,
- Ministepper, ab etwa 50 Euro,
- Rudergerät, ab etwa 600 Euro,
- Langlaufsimulator, ab etwa 600 Euro,
- Crosstrainer, ab etwa 750 Euro.

# SO BAUEN SIE EIN EFFEK-TIVES TRAINING AUF

Nach welchen Prinzipien funktioniert Training, was bedeutet das für meinen Trainingsplan – und aus welchen »Bausteinen« setze ich mein Training möglichst effektiv zusammen?

## TRAINING MIT PRINZIPIEN

Jedem Training liegen bestimmte Gesetzmäßigkeiten zugrunde. Wenn Sie diese kennen, können Sie Ihr Training entsprechend effektiv aufbauen.

### Das Prinzip der ansteigenden Belastung

Je besser Sie werden und je höher damit Ihr Ziel, desto intensiver müssen Sie trainieren. Und auch umgekehrt gilt: Wenn Sie zu wenig – oder zu »leicht« – trainieren, gehen Ihre Leistungen schließlich zurück.

Die Gründe dafür liegen auf der Hand: Im Laufe der Zeit verändert sich Ihr Trainingszustand. Und je besser Sie trainiert sind, umso mehr können Sie leisten – und umso weniger fordert Sie ein Training, das anfangs noch anstrengend war. Entsprechend niedriger wird dann auch die Wirkung ein und derselben Trainingseinheit.

### Training in Intervallen

Interessant ist auch, in welcher Weise sich die sportliche Leistungsfähigkeit steigert. Das passiert nämlich nicht gleichmäßig: Anfänger können größere Fortschritte beobachten als trainierte Sportler – und bei diesen wiederum steigert sich die Leistung mehr als bei Hochleistungssportlern.

Die Belastung sollte dem angepasst werden.

Als Faustregel gilt, dass Umfang und Intensität im periodischen Wechsel gesteigert werden. Beim Training nach Intervallmethode sind folgende Maßnahmen möglich:

➤ Sie verlängern die Dauer Ihrer Trainingseinheiten.
➤ Sie trainieren häufiger.
➤ Sie verkürzen die Pausen.
➤ Sie erhöhen die Intensität.

### Der Körper braucht Bewegung – und Ruhe

Um Muskeln aufzubauen, müssen Sie einen ausreichend hohen Trainingsreiz setzen. Das wissen die meisten. Ebenso wichtig aber ist, dass das nächste Training erst durchgeführt wird, wenn der erschöpfte Muskel eine optimale Regenerationszeit hatte. Nur wenn Sie beides berücksichtigen – Training und Ruhepausen –, bauen Sie Muskeln auf.

Wenn Sie einen Muskel so trainieren, dass er erschöpft wird, braucht er etwa zwei bis vier Tage, um sich zu regenerieren. Nach dieser Regenerationsphase ist er – je nach Typ – für ein bis zwei Tage leistungsfähiger als vorher. Dieses Prinzip nennt man Superkompensation. Setzen Sie innerhalb dieser Zeit einen weiteren Trainingsreiz, steigert sich die Leistungsfähigkeit noch.

Führen Sie Ihr nächstes Training zu spät durch, etwa erst nach zehn Tagen, verbessert sich Ihre Leistung nicht. Bis dahin hat sich nämlich die erhöhte Leistungsfähigkeit durch den Trainingsreiz (die Superkompensation) wieder abgebaut. Und wenn Ihr nächstes Krafttraining zu früh stattfindet, wird Ihre Muskulatur sogar schwächer.

Die Zeiten, die ein Muskel für Regeneration und Superkompensation braucht, variieren je nach Typ und Trainingszustand. Damit Ihr Training effektiv ist, nutzen Sie die jeweiligen Trainingspläne (siehe ab Seite 79).

# INFO

## *Die drei Aspekte der Kraft*

SPORTWISSENSCHAFTLICH unterscheidet man drei Erscheinungsformen der motorischen Kraft.

◆ **Maximalkraft** ist die höchstmögliche Kraft, die ein Muskel bei willkürlicher Anspannung ausüben kann. Maximalkrafttraining verbessert die Koordination im Muskel und zwischen den Muskeln.

◆ **Schnellkraft** ist die Fähigkeit, Bewegungen mit hoher Geschwindigkeit gegen große Widerstände auszuführen.

◆ **Kraftausdauer** meint die Kraft, die längere Zeit möglich ist, ohne durch Ermüdung stark beeinträchtigt zu werden. Wird sie trainiert, verbessert sich vor allem der Energiestoffwechsel der Muskelzellen.

### *Das Prinzip der Dauerhaftigkeit*

Das Prinzip der Dauerhaftigkeit (Dauerwirksamkeit) sorgt dafür, dass Ihr Leistungsaufbau »stabil« wird. Vermeiden Sie also unbedingt Trainingsunterbrechungen! Für Kraft- und Ausdauertrainings konnte nachgewiesen werden, dass schnell antrainierte Kraftgewinne ebenso schnell wieder verloren gehen, während eine langsame Steigerung den Trainingserfolg längere Zeit auf einem hohen Niveau halten kann. Geduld zahlt sich also langfristig aus – auch wenn es manchem Mann schwer fällt. Davon lassen sich direkt die »Grundregeln der Allmählichkeit« ableiten. Gehen Sie beim Training stets

➤ vom Einfachen zum Komplizierten,
➤ vom Leichten zum Schweren,
➤ vom Bekannten zum Unbekannten.

## MIT METHODE ANS ZIEL

Es werden vor allem folgende Methoden im Training eingesetzt. Diese können auch miteinander kombiniert werden.

### *Die Dauermethode*

Damit ist das Ausdauertraining ohne Unterbrechungen bei mittlerer und höherer Intensität der Maximalkraft und einer Mindestdauer von 10 Minuten gemeint.

### *Die Intervallmethode*

Das ist der planmäßige Wechsel zwischen Belastung und Entlastung. In der Entlastung kommt es nicht zur vollständigen Erholung der Muskulatur, also zu keiner so genannten lohnenden Pause. Manchmal wird diese Methode mit explosiven Bewegungsabläufen kombiniert, so genannten Leistungsspitzen (siehe dazu Seite 98).

### *Die Wiederholungsmethode*

Diese Methode dient dem Muskelaufbau. Es werden dabei vor allem drei verschiedene Arten der Belastung unterschieden:

➤ Maximalkraft und Schnellkraft: Wenige Wiederholungen mit sehr hoher Intensität (etwa 85 bis 100 Prozent der Maximalkraft). Erhöht das Kraftpotenzial und verbessert bei schneller Ausführung (nur für Fortgeschrittene) die Schnellkraft.

➤ Hypertrophie: Eine mittlere Anzahl an Wiederholungen mit mittlerer bis hoher Intensität (70 bis 85 Prozent der Maximalkraft) vergrößert den Muskelquerschnitt.

➤ Kraftausdauer: Viele Wiederholungen mit einer niedrigen bis mittleren Intensität (etwa 30 bis 65 Prozent der Maximalkraft) steigern die Ausdauer, verbessern die Muskelernährung und die allgemeine Fitness.

*ehnen*

ה dem Aufwärmen dehnen Sie die
tigsten Muskeln leicht. Denn oft sind
re Muskeln verkürzt (siehe Seite 103).
Muskel sollte eine leichte Dehnung,
kein Schmerz spürbar sein. Vermeiden
chnelle, ruckartige Bewegungen.

*aining*

ch Ziel und Trainingseinheit: Muskel-
hungsweise Ausdauer- oder Fatbur-
training oder Übungen zum Beweg-
eitstraining absolvieren.

*ol-down*

ה dem Training sind Stoffwechselrück-
le – Laktate (siehe Seite 48) – zwischen
Muskelfasern. Diese müssen schnell
baut werden, damit sich die Muskeln
erieren können. Gut dafür: einige
ten lockernde Ganzkörperbewegun-
vie leichtes Radfahren oder Walking.

## INFO

### Die »Bausteine« im Fitness-Training

 UM ERSTELLEN eines Trainingsplanes
nd wenn es um Trainingsmethodik geht,
verden Sie immer wieder folgende vier Be-
riffe lesen. Daraus setzen sich alle Organi-
ationsformen im Fitnesstraining zusammen:

**Wiederholung:** Unter einer Wiederholung
versteht man die Ausführung eines genau
festgelegten Bewegungsablaufes.

♦ **Satz (Serie):** Mehrere nacheinander ausge-
führte Wiederholungen ergeben einen Satz.

♦ **Circuit:** Eine bestimmte Anzahl von Übungen (meist 6 bis 20) wird so kombiniert,
dass der ganze Körper trainiert wird. Pro
Übung wird nur ein Satz durchgeführt.

hochjagen? Wohl kaum. Auch wenn Ihre
Muskulatur arbeiten soll, ist der richtige
Start wichtig: Die Muskeln brauchen bei
Belastung etwa sechsmal so viel Sauerstoff
wie im Ruhezustand. Wenn Sie geeignete
Aufwärmübungen für 8 bis 12 Minuten
durchführen, bereiten Sie Ihren Körper op-
timal auf das Training vor.

# OFT GEFRAGT – RUND UM DEN KRAFT-

## 1. Bedeutet ein Muskelkater, dass ich gut trainiert habe?

Ab und an ein leichter Muskelkater, der nach etwa 24 Stunden abklingt, ist unbedenklich. Oft hat man gerade als Einsteiger oder nach längeren Trainingspausen für zwei bis drei Tage mal einen »Kater«. Aber grundsätzlich gilt: Der Schmerz beim Muskelkater entsteht durch kleinste Risse in den Muskelfasern wegen einer Überbelastung beim Training. Diese verlängert die Regenerationszeit, und das nächste Training darf auch erst stattfinden, wenn der Muskelkater vollständig abgeklungen ist.

## 2. Was versteht man unter Laktat?

Laktat, oder auch Milchsäure, ist ein Endprodukt des Stoffwechsels. Es fällt vor allem an, wenn die schnellen Muskeln in Aktion treten. Der Kreislauf ist dann nicht sofort in der Lage, den nötigen Sauerstoff zur Verfügung zu stellen. Die Muskelzellen arbeiten auf Sauerstoffvorrat oder, anders ausgedrückt, unter Sauerstoffschuld. Die Muskelzellen werden dabei übersäuert und haben es somit schwerer, ökonomisch zu arbeiten.

## 3. Meine Pulsuhr zeigt nach dem Training 650 kcal an. Ist das alles Fett?

Das ist nicht der Fall. Die verlorenen Kalorien stammen aus Fett und Kohlenhydraten, gegebenenfalls werden sie zum Teil auch aus Eiweißen gewonnen.

## 4. Bringt ein »Zielspurt« am Ende des Trainings etwas?

Viele Freizeitsportler legen gerade zum Ende ihres Ausdauertrainings noch mal richtig los. Das Ende Ihres Trainingsprogramms leiten Sie aber besser durch eine sehr geringe Ausdauerbelastung ein, das so genannte Cool-down (siehe auch Seite 47) – auch Profisportler tun dies nach jedem Match. So fühlen Sie sich auch nach einem anstrengenden Training viel erholter. Denn durch die leichte Bewegung, die möglichst den ganzen Körper ansprechen sollte, helfen Sie Ihrem Organismus, Stoffwechselrückstände wie zum Beispiel Laktate (siehe links), die durch die intensivere Muskelarbeit entstanden sind, aus der arbeitenden Muskulatur über den Kreislauf schneller abzutransportieren. Die Regenerationszeit, die nach jeder Belastung der Muskulatur eingehalten werden muss, verkürzt sich. Sie können deshalb eher wieder mit der nächsten Trainingseinheit beginnen und Ihre Leistungen so optimal steigern.

## 5. Wird auch beim Krafttraining Fett verbrannt?

Sicher, sogar mehr, als viele denken. Wenn Sie eine Pulsuhr mit Kalorienberechnung besitzen, können Sie gut verfolgen, wie viele Kalorien Sie während Ihres Workouts verbrennen. Etwa 30 bis 50 Prozent davon sind Fett (siehe auch links). Kraft- und Ausdauertraining können sich also auch beim Fettabbau optimal ergänzen. Außerdem verbrauchen Ihre größer werdenden Muskeln auch mehr Energie.

# UND AUSDAUERSPORT

## 6. Ich las, dass es Walking auch mit Stöcken gibt. Was ist das?

Walking mit Stöcken, auch Nordic Walking genannt, wurde als Sommertrainings-methode der Spitzenathleten aus den Be-reichen Langlauf, Biathlon und Nordische Kombination entwickelt. Erst im Frühjahr 1997 wurde diese Sportart in Finnland vor-gestellt. Heute betreiben allein dort etwa 900 000 Menschen diesen Ganzjahres-sport. Die Stöcke werden eingesetzt, um die Oberkörper- und Armmuskulatur stär-ker in die Walkingbewegung mit einzube-ziehen. Aber Achtung: Diese Sportart ist nur etwas für fortgeschrittene Walker und geübte Ausdauersportler. Das Benutzen von Stöcken erfordert sehr gute Ausdauer-leistungen sowie starke Handgelenke, die sich sonst gerade bei Einsteigern schnell durch Überbelastung entzünden können.

## 7. Laufen, Jogging, Trablauf – wo ist da der Unterschied?

Jogging ist eigentlich nur die amerikani-sche Bezeichnung für das Laufen. Früher galt für das Jogging eine Geschwindigkeit von 6 km/h, für das Laufen eine etwas hö-here Geschwindigkeit. Mit Trablauf meint man sehr langsames Laufen, eben Traben.

## 8. Nachfedern und wippen – bringt das was?

Sicherer und besser ist es, die Muskeln ohne Nachfedern langsam und gleichmäßig zu dehnen. Die Dehnung soll spürbar, aber nicht schmerzhaft sein.

## 9. Ich wiege mich täglich. Manchmal verliere ich tage-lang kein Gewicht. Wieso?

Machen Sie sich nicht zum Sklaven Ihrer Waage. Sicher ist es sinnvoll, sich zu Beginn eines auf Fatburning ausgerichte-ten Trainings zu wiegen. Sie müssen ja wissen, wo Sie stehen und wie daraus abgeleitet Ihre Ziele aussehen. Genauso wichtig ist es, sich ab und an zu wiegen, um zu sehen, wie es vorangeht. Wiegen Sie sich also am besten regelmäßig – etwa alle 4 Wochen.
Dann müssen Sie sich auch nicht verunsi-chern lassen, wenn Ihr Gewicht einmal eine Woche lang stagniert. Denn das wird passieren, da das Fett einfach nicht konti-nuierlich abgebaut wird. Außerdem bringt zum Beispiel das begleitende Muskel-training zwangsläufig ein höheres Gewicht mit sich – die »neuen« Muskeln wiegen ja auch etwas (siehe auch Seite 20).
Auf alle Fälle gilt: Halten Sie Ihren Trainings- und Ernährungsplan möglichst konsequent ein. Die nächsten Pfunde schmelzen garantiert. Ihr Gürtel wird es Ihnen unbestechlich verraten!

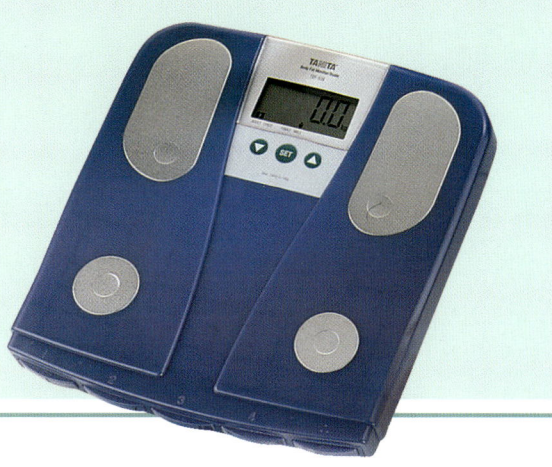

# BASISPROGRAMM FÜR MEHR KRAFT

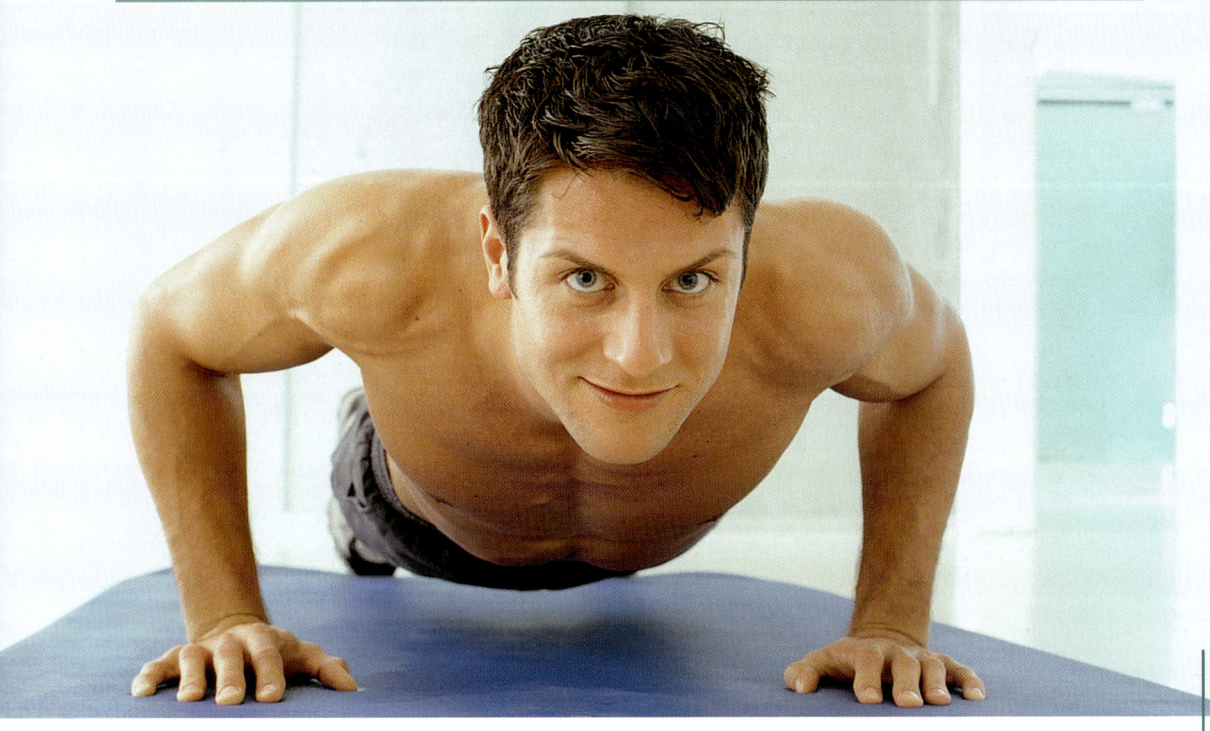

*Muskeln aufbauen, immer fitter und leistungsfähiger werden – mit unseren Tipps und den individuellen Trainingsprogrammen schaffen Sie es!*

## WARUM MUSKELN?

Muskeln sehen gut aus. Aber natürlich ist das nicht ihr eigentlicher Zweck. Im Laufe der Evolution wurden wir unter anderem mit Muskeln ausgestattet, damit wir uns schnell fortbewegen und Gegner bezwingen können. Das ist heute nicht mehr nötig. Aber nach wie vor ist es sinnvoll, Muskeln regelmäßig »arbeiten« zu lassen.

Krafttraining ist gut für das Bewegungs- und Haltungssystem. Es stärkt neben den Muskeln auch Bänder, Sehnen, Knorpel und Knochen. Dadurch werden Gelenke und Wirbelsäule gestützt, Gelenk- und Haltungsschäden sowie Verletzungen des Bewegungsapparats vorgebeugt. Und man kann durch regelmäßiges Krafttraining dem altersbedingten Abbau der Muskulatur ab dem 30. Lebensjahr entgegenwirken (siehe auch ab Seite 8). Außerdem verbrennen Muskelzellen Fett am besten, sind also die idealen Partner beim Fatburning (siehe ab Seite 94). Und durch gezieltes Krafttraining lässt sich der Körper in eine bessere – und attraktivere – Form bringen.

Einen Überblick über die wichtigsten Muskeln und ihre Funktionen finden Sie auf Seite 52, effektive Übungen für die einzelnen Muskelgruppen ab Seite 56.

## CHECKLISTE: DAS BRAUCHEN SIE FÜR DAS KRAFTTRAINING

Auf Seite 44 lesen Sie, welches Zubehör Sie für ein »komplettes« Trainingsprogramm benötigen. Hier eine Liste der Dinge, die Sie speziell für das Krafttraining benötigen:

➤ bequeme Sportbekleidung und ein Paar gute Turnschuhe

➤ eine Trainingsmatte

➤ zwei Hantelsätze mit insgesamt 12 auswechselbaren Scheiben: 4-mal 0,5 Kilogramm, 4-mal 1,25 Kilogramm und 4-mal 2,5 Kilogramm

➤ Klimmzugstange für den Türrahmen

➤ möglichst auch noch ein Balance-Pad, ein Aerostep oder einen Fußkreisel

➤ fürs Training auf Reisen mit Sand oder Wasser befüllbare Hanteln aus Kunststoff.

## DAS PERFEKTE KRAFTTRAINING

➤ *Schritt 1 – Warm-up*
Als Warm-up fürs Krafttraining eignen sich Ganzkörperbewegungen wie etwa Laufen. Vor einem Training mit höheren Gewichten und wenigen Wiederholungen absolvieren Sie einen Aufwärmsatz mit leichten Gewichten und vielen Wiederholungen.

➤ *Schritt 2 – Dehnen*
Nach dem Aufwärmen werden die wichtigsten Muskeln leicht gedehnt. Das statische Stretching gilt als sicherste Technik dafür (siehe Seite 104).

➤ *Schritt 3 – Slow Motion*
Führen Sie die Übungen sehr langsam durch. Lassen Sie sich für das Heben der Gewichte jeweils 4 bis 6 Sekunden Zeit, für das Absenken ebenfalls. Arbeiten Sie gleichmäßig, ohne Schwung und ohne Pausen. Das Training wird so intensiver und effekti-

### TIPP

*Ihr Krafttraining – das ist wichtig für Erfolg und Spaß an der Sache*

BEIM KRAFTTRAINING werden alle Übungen mehrmals nacheinander durchgeführt. Soll vor allem Muskulatur aufgebaut werden, wird mit mittlerer bis höherer Belastungsintensität trainiert, möchten Sie Ihre Kraftausdauer (siehe Kasten Seite 46) verbessern, trainieren Sie mit geringerer Belastungsintensität – also kleineren Gewichten.

Ihr Trainingsprogramm muss Ihren individuellen Bedürfnissen angepasst werden und sollte möglichst vielseitig sein, also alle großen Muskelgruppen – Arme, Schultern, Brust, Rücken, Gesäß, Beine – fordern (siehe ab Seite 56). Um einen optimalen Trainingseffekt zu erzielen und Verletzungen zu vermeiden, müssen Sie die Übungen unbedingt technisch korrekt ausführen. Auch die richtige Ausgangsposition und Haltung während der gesamten Übung ist deshalb sehr wichtig (siehe Kasten Seite 54).

ver – und Sie schonen Ihre Gelenke. Sehr wichtig beim Krafttraining ist die Atmung. Grundsätzlich gilt: Beim Anspannen (also beim Heben oder Strecken) aus-, beim Entspannen einatmen. Für manche funktioniert es aber umgekehrt besser. Vermeiden Sie aber unbedingt eine Pressatmung.

➤ *Schritt 4 – Cool-down*
Zum Regenerieren braucht die Muskulatur einige Minuten lockerer Ganzkörperbewegung. Am Tag nach einem intensiven Training sind auch statische Stretching-Übungen gut (siehe ab Seite 104).

# DIE WICHTIGSTEN MUSKELN IM ÜBERBLICK

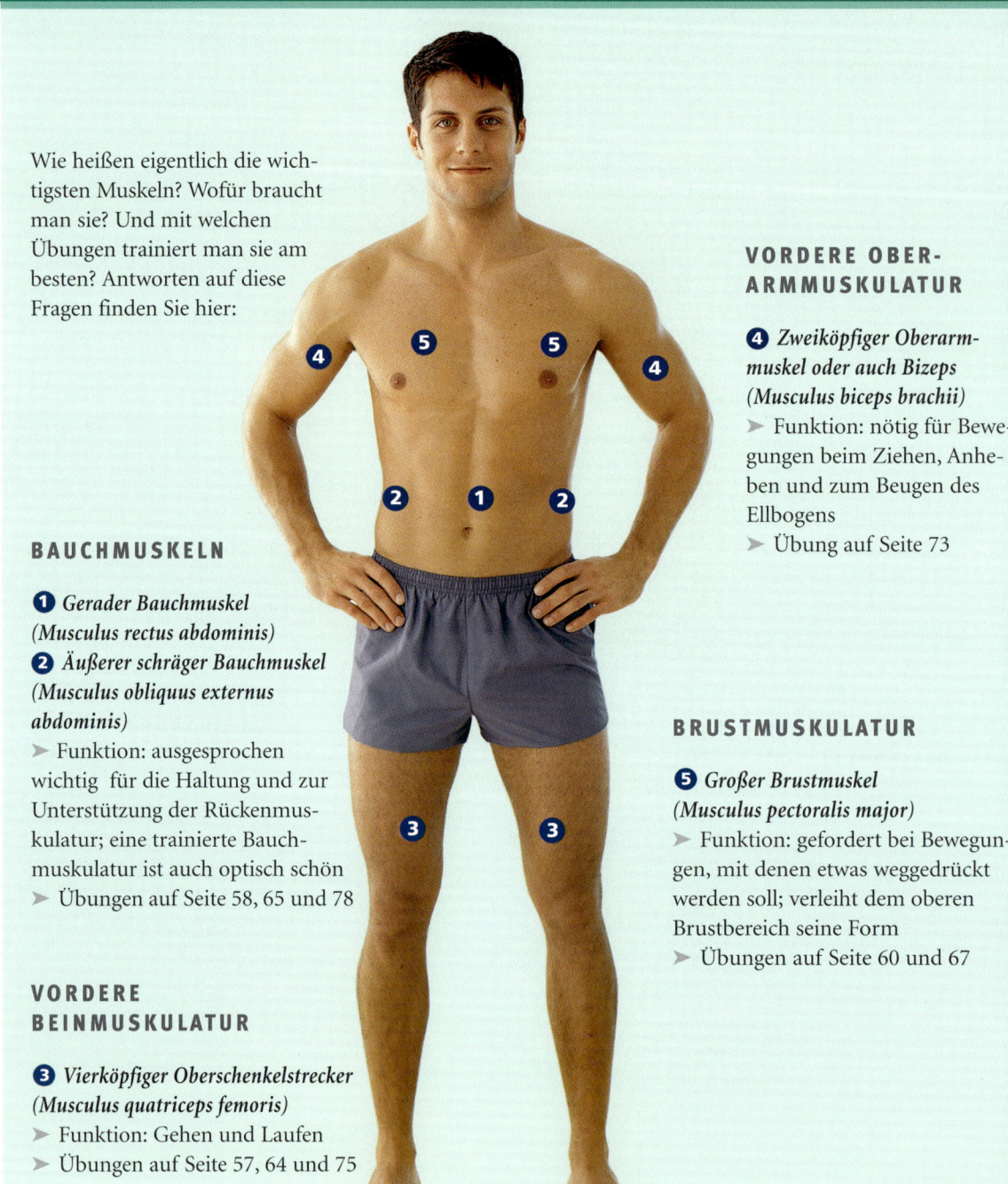

Wie heißen eigentlich die wichtigsten Muskeln? Wofür braucht man sie? Und mit welchen Übungen trainiert man sie am besten? Antworten auf diese Fragen finden Sie hier:

## BAUCHMUSKELN

**❶** *Gerader Bauchmuskel (Musculus rectus abdominis)*
**❷** *Äußerer schräger Bauchmuskel (Musculus obliquus externus abdominis)*
➤ Funktion: ausgesprochen wichtig für die Haltung und zur Unterstützung der Rückenmuskulatur; eine trainierte Bauchmuskulatur ist auch optisch schön
➤ Übungen auf Seite 58, 65 und 78

## VORDERE BEINMUSKULATUR

**❸** *Vierköpfiger Oberschenkelstrecker (Musculus quatriceps femoris)*
➤ Funktion: Gehen und Laufen
➤ Übungen auf Seite 57, 64 und 75

## VORDERE OBER-ARMMUSKULATUR

**❹** *Zweiköpfiger Oberarm-muskel oder auch Bizeps (Musculus biceps brachii)*
➤ Funktion: nötig für Bewegungen beim Ziehen, Anheben und zum Beugen des Ellbogens
➤ Übung auf Seite 73

## BRUSTMUSKULATUR

**❺** *Großer Brustmuskel (Musculus pectoralis major)*
➤ Funktion: gefordert bei Bewegungen, mit denen etwas weggedrückt werden soll; verleiht dem oberen Brustbereich seine Form
➤ Übungen auf Seite 60 und 67

## HINTERE OBERARMMUSKULATUR

**❶ Dreiköpfiger Armstrecker, auch Trizeps genannt (Musculus triceps brachii)**
➤ Funktion: nötig für Bewegungen, mit denen etwas weggedrückt werden soll; verleiht den Oberarmen Kontur
➤ Übungen auf Seite 67 und 74

## SCHULTER- UND RÜCKENMUSKULATUR

**❷ Untergrätenmuskel (Musculus infraspinatus) und ❸ Obergrätenmuskel (Musculus supraspinatus)**
➤ Funktion: für die Außendrehung des Schultergelenks nötig
➤ Übung auf Seite 72

**❹ Trapezmuskel (Musculus trapecius)**
➤ Funktion: gefordert beim Tragen (etwa von Taschen und Koffern); wichtig für eine gute Haltung
➤ Übungen auf Seite 61, 68, 77 und 78

**❺ Großer und kleiner Rautenmuskel (Musculus rhomboideus major und minor)**
➤ Funktion: wichtig für die Haltung
➤ Übungen auf Seite 61 und 68

**❻ Deltamuskel (Musculus deltoideus)**
➤ Funktion: stabilisiert das Schultergelenk
➤ Übungen auf Seite 63, 67 und 71

**❼ Kleiner Rundmuskel (Musculus teres minor)**
➤ Funktion: bei Außendrehung der Schulter
➤ Übungen auf Seite 72

**❽ Breiter Rückenmuskel (Musculus latissimus dorsi)**
➤ Funktion: wichtig für ziehende Bewegungen wie beim Schwimmen, formt einen V-förmigen Rücken
➤ Übungen auf Seite 63 und 69

**❾ Rückenstrecker (Musculus erector spinae)**
➤ Funktion: stützt die Wirbelsäule, vor allem im Lendenbereich
➤ Übungen auf Seite 59 und 66

## GESÄSSMUSKULATUR

**❿ Großer Gesäßmuskel (Musculus gluteus maximus)**
➤ Funktion: wichtig für Fortbewegung, Haltung – und einen knackigen Po!
➤ Übungen auf Seite 57, 64, 66, 75 und 76

## MUSKELN AN DER BEINRÜCKSEITE

**⓫ Zweiköpfiger Schenkelmuskel (Musculus biceps femoris)**
➤ Funktion: zum Beugen des Beines und bei Außendrehung des Kniegelenks
➤ Übungen auf Seite 66 und 75

**⓬ Zwillingswadenmuskel (Musculus gastrocnemius)**
➤ Funktion: nötig beim Springen, Laufen und für den Zehenstand
➤ Übungen auf Seite 64 und 75

# DIE BESTEN HALTUNGSTIPPS FÜR ALLTAG

## Stets Haltung bewahren

Egal in welcher Position Sie beginnen, Sie sollten immer versuchen, eine so genannte neutrale Körperhaltung einzunehmen. Dabei hilft es Ihnen in jeder Position, wenn Sie den Bauch leicht anspannen. Strecken Sie außerdem Ihre Gelenke nie völlig durch, sondern lassen Sie sie immer noch leicht angewinkelt.

## Kopf hoch!

Ihr Kopf ruht entspannt auf der Halswirbelsäule, ohne dass die Nackenmuskeln angespannt sind.

## Für eine starke Mitte

Um die Lendenwirbelsäule in eine neutrale Position zu bringen, kippen Sie das Becken aus der geraden Haltung ganz minimal schräg nach vorn (siehe auch Bild zur Ausgangsposition im Stand).
Dies ist auch die optimale Hüftgelenksposition im Stehen: Führen Sie das Becken etwas nach vorn und das Gesäß nach unten, als würden Sie sich auf einen Barhocker setzen wollen.

## Schultern und Nacken

Die Schultern nach außen und den Nacken nach unten ziehen, also weg von den Ohren.

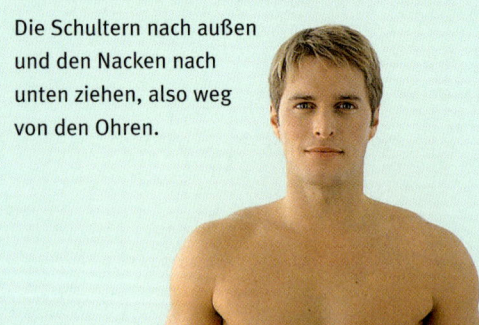

## In die Knie gehen – aber richtig

Beugen Sie das belastete Knie maximal rechtwinklig (also nicht mehr als 90 Grad) und verlagern Ihr Körpergewicht bei den Beinübungen nie über die Fußmitte hinaus nach vorn.

### AUSGANGSPOSITIONEN

## Ausgangsposition Stand

Öffnen Sie die Beine leicht, die Knie sind leicht gebeugt. Richten Sie den Blick nach vorn und senken Sie das Kinn etwas, damit sich die Halswirbelsäule streckt. Für eine gerade Brustwirbelsäule ziehen Sie die Schultern leicht nach hinten unten. Und: Den Bauch anspannen. So »fällt« die Lendenwirbelsäule nicht ins Hohlkreuz.

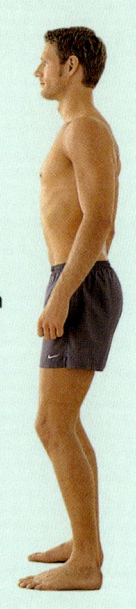

## Ausfallschritt

Machen Sie mit einem Bein einen weiten Schritt nach vorn. Heben Sie die Ferse des hinteren Fußes an, so dass er nur noch mit dem Fußballen auf dem Boden steht. Der Oberkörper bleibt gerade.

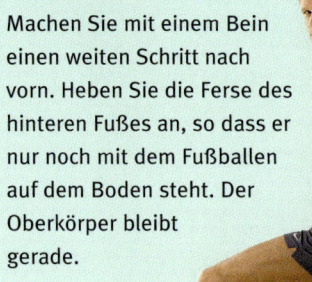

# UND TRAINING

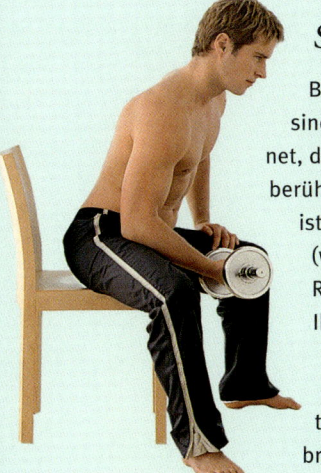

## Sitzen

Bei Übungen im Sitzen sind die Beine leicht geöffnet, die gesamte Fußsohle berührt den Boden. Die Hüfte ist gerade ausgerichtet (weder Hohlkreuz noch Rundrücken). Dabei hilft Ihnen wieder Ihre angespannte Bauchmuskulatur. Die nach hinten unten gezogenen Schultern bringen die Brustwirbelsäule in die richtige Position. Sitzen Sie stets in einer Höhe, in der Ihre Hüfte sich oberhalb der Knie befindet.

## Bauchlage

Sie liegen entspannt auf dem Bauch. Ihre Nase zeigt Richtung Matte, das Kinn liegt entspannt auf der Unterlage auf.

## Rückenlage

Sie liegen entspannt auf dem Rücken. Hüfte und Knie sind locker, der untere Rücken hat Bodenkontakt.

### DIE OPTIMALE HANDHALTUNG

## Die Hantel richtig fassen

Obergriff: Umfassen Sie die Stange so, dass Sie hauptsächlich Ihren Handrücken von oben sehen können, das heißt, der Großteil Ihrer Hand ist oberhalb der Stange (siehe zum Beispiel Übung Seite 72)

Untergriff: Die Hände umfassen die Stange so, dass Sie Handballen und Fingernägel sehen, das heißt, der größte Teil Ihrer Hand befindet sich unter der Stange (siehe Bild unten).

## Gewichte oder Stangen bewegen

Wenn Sie ein Gewicht in der Hand halten, umgreifen Sie es immer mit der ganzen Hand und allen Fingern. Das ist der so genannte neutrale Griff (siehe Bild unten). Dabei bilden Unterarm und Handrücken eine fast gerade Linie. Nicht die Handgelenke abwinkeln oder überstrecken, das belastet die Sehnen am Handgelenk und kann zu Sehnenscheidenentzündung oder Tennisarm führen.

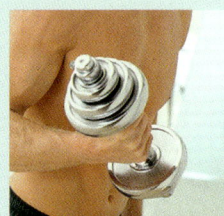

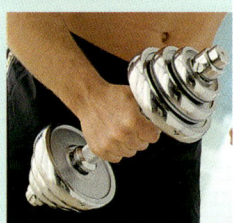

### WICHTIGE BEGRIFFE, DIE IMMER WIEDER AUFTAUCHEN

## Hände an den Kopf

Die Fingerspitzen berühren den Kopf. Keinesfalls halten sie ihn verkrampft fest.

## Den Bauchnabel zur Wirbelsäule ziehen

Damit ist gemeint, dass Sie Ihren Bauch fest anspannen. Richtig: wenn Sie das Gefühl haben, dass sich Ihr Bauchnabel nach innen, eben zur Wirbelsäule hin, bewegt.

## DAS MANPOWER-MUSKELPROGRAMM

Für die großen Hauptmuskeln (Beine, Arme, Bauch, Brust und Rücken) gibt es jeweils bis zu 40 verschiedene Übungsvarianten. Wir haben davon immer genau die ausgewählt, deren Effektivität nachgewiesen ist, die einfach durchführbar sind – und für die Sie nur wenige Geräte brauchen.

Damit Ihnen der Start ins Muskeltraining leicht fällt, haben wir das ManPower-Muskelprogramm geteilt: in einen Einsteigerteil mit 6 Übungen und einen Fortgeschrittenenteil mit 9 Übungen. Da beide »Kurse« je zwei Levels bieten, haben Sie für lange Zeit genügend Ideen für die Gestaltung Ihres persönlichen Muskelprogramms.

Beginnen Sie sicherheitshalber bei jeder Übung im ersten Level Ihres Körpertyps. Wechseln Sie erst in den zweiten – und später in den jeweils höheren – Level, wenn das aktuelle Training für Sie keine Schwierigkeit mehr darstellt.

## 6 EINSTEIGERÜBUNGEN

Auf den folgenden Seiten finden Sie die Übungen, mit denen Sie erfolgreich ins Krafttraining einsteigen. Hier noch einige Tipps, damit Sie sich innerhalb der Anleitungen besser orientieren können:

➤ Zu jeder Übung finden Sie Muskelvignetten, die farbig markiert die Muskeln zeigen, die mit der jeweiligen Übung trainiert werden. Dunkelrot ist die Muskelgruppe gekennzeichnet, die hauptsächlich gefordert ist, hellrot andere beteiligte Muskelgruppen. Sind neben der Vignette in Klammern Muskeln genannt, sind diese aufgrund der Perspektive in der Vignette nicht darstellbar. Informationen zu diesen Muskeln finden Sie in der Übersicht ab Seite 52.

➤ Alle Übungen sind für die drei Körpertypen geeignet. Individuell werden sie durch unterschiedliche Satzzahlen, Wiederholungen und Pausenzeiten. Ihre persönlichen Empfehlungen finden Sie unter Ausdauertyp, Athlet oder Krafttyp.

➤ Neben zweckmäßiger Trainingskleidung benötigen Sie für die Einsteigerübungen lediglich noch eine Matte und, wo angegeben, individuell angemessene Gewichte.

---

### TIPP

#### So finden Sie »Ihre« Gewichte

WENN SIE mit Gewichten arbeiten, gilt: Das Gewicht sollte so gewählt werden, dass Sie bei sauberer Ausführung der Übung im letzten Satz noch mindestens die niedrigste, aber nicht mehr als die höchste Anzahl an Wiederholungen ausführen können. Sind in der Anleitung also 15 bis 20 Wiederholungen angegeben, sollten Sie ein Gewicht nehmen, mit dem Sie wenigstens 15 Wiederholungen schaffen. Wenn Sie mit demselben Gewicht mehr als 20 Wiederholungen bewältigen, wechseln Sie in den nächsten Level, arbeiten mit höherem Gewicht oder mit einer anderen erhöhten Schwierigkeitsstufe, etwa in Super-Zeitlupe. Das heißt, Sie lassen sich für Heben und Absenken jeweils 8 bis 10 Sekunden Zeit. Das ideale Gewicht können Sie natürlich nur durch Probieren ermitteln. Und das immer wieder aufs Neue, denn Sie werden ja immer leistungsfähiger, das heißt: Gewicht und Wiederholungszahl verändern sich ständig.

## DIE BEINMUSKELN

Im Krafttraining vernachlässigen viele Männer die Beinmuskeln. Aber vor allem die Muskulatur rund um die Kniegelenke muss fit sein. Wichtig beim Training der Beinmuskeln: Die Beinrückseiten wollen regelmäßig gedehnt, die Vorderseiten trainiert werden.

## ➤ *Tiefe Kniebeuge*

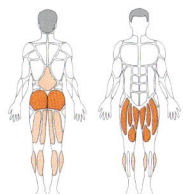

**HAUPTMUSKELGRUPPE:**
Beinstrecker, Gesäßmuskeln
BETEILIGTE MUSKELGRUPPEN:
Wadenmuskeln, Beinbeuger,
Rückenstrecker

Viele kennen die Kniebeuge noch aus der Schule – aber leider meist mit der falschen Technik. Lesen Sie deshalb unbedingt aufmerksam die folgende Anleitung.

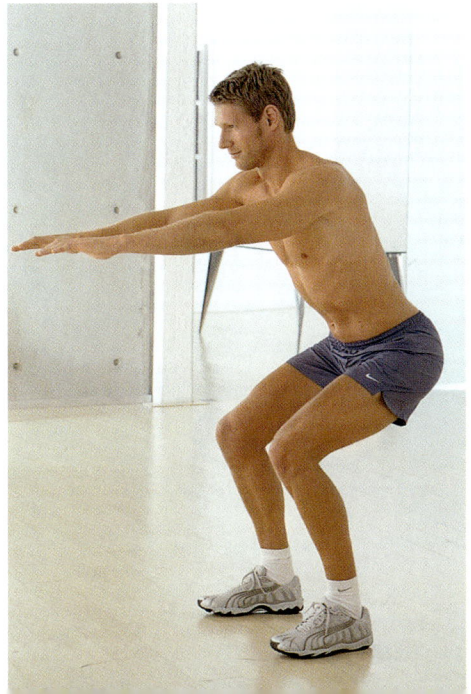

**SO GEHT'S:**
1. *Sie stehen mit leicht gespreizten Beinen (Füße sind schulterbreit voneinander entfernt).*
2. *Ziehen Sie den Bauch fest ein, die Schultern nach unten, in Richtung Hüfte. Der Oberkörper ist leicht nach vorn geneigt.*
3. *Führen Sie das Gesäß weit nach hinten – strecken Sie es wirklich richtig heraus. Führen Sie es dann nach unten, als würden Sie sich auf einen Stuhl setzen. Dabei gehen die Arme nach vorn. Blicken Sie dabei auf einen imaginären Punkt, der sich etwa 1,5 Meter vor Ihnen auf dem Boden befindet.*
4. *Aufrichten und die Übung wiederholen.*

*Wichtig:* Bewegen Sie die Knie nicht über die Fußspitzen hinaus nach vorn.
*Variante:* Anspruchsvoller wird es mit Hanteln. Die Arme bleiben dann seitlich eng am Körper.

**ANZAHL DER WIEDERHOLUNGEN:**

AUSDAUERTYP  Level 1: *2–3 Sätze à 15–20 Wiederholungen ohne Zusatzgewichte.*
Level 2: *3–5 Sätze in Super-Zeitlupe à 12–15 Wiederholungen mit Zusatzgewichten.*
Pausen: *Mindestens 1 Minute bis zum nächsten Satz, 4 Minuten bis zur nächsten Muskelgruppe und 2 bis 3 Tage Pause bis zum nächsten Krafttraining der Beine.*

ATHLETISCHER TYP  Level 1: *2–3 Sätze à 12–15 Wiederholungen ohne Zusatzgewichte.*
Level 2: *3–5 Sätze in Super-Zeitlupe à 10–12 Wiederholungen mit Zusatzgewichten.*
Pausen: *Mindestens 1 Minute bis zum nächsten Satz, 2 Tage Pause bis zum nächsten Krafttraining der Beine.*

KRAFTTYP  Level 1: *2 Sätze à 15–20 Wiederholungen.*
Level 2: *2–3 Sätze à 15–25 Wiederholungen, jeweils ohne Zusatzgewichte.*
Pausen: *1 Minute bis zum nächsten Satz, 1 Tag bis zum nächsten Krafttraining der Beine.*

## DIE BAUCHMUSKULATUR

Mal ehrlich: Wer wünscht sich nicht einen flachen Bauch? Aber nur die Kombination von Bauchübungen, regelmäßigem Ausdauertraining (siehe ab Seite 84) und gesunder Ernährung (siehe ab Seite 116) bringt Ihre Problemzone in Form. Doch es ist auch nicht allzu schwierig: Wussten Sie zum Beispiel, dass es für Männer genetisch bedingt viel leichter ist als für Frauen, ihr Körperfett am Bauch wieder loszuwerden?

## ➤ *Crunches*

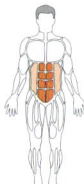

**HAUPTMUSKELGRUPPE:**
gerader Bauchmuskel
BETEILIGTE MUSKELGRUPPEN:
schräger Bauchmuskel

Crunches kräftigen ganz besonders effektiv die gesamte Bauchmuskulatur.

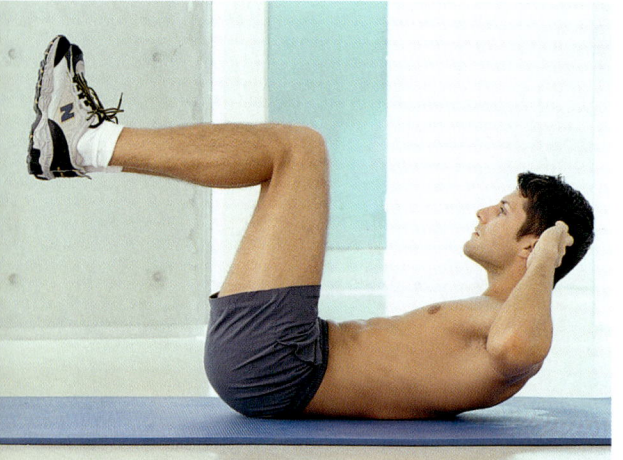

### SO GEHT'S:

1. *Die Ausgangsposition für diese Übung ist die Rückenlage (siehe Seite 55).*
2. *Heben Sie beide Beine und winkeln Sie sie an, so dass die Oberschenkel einen rechten Winkel zum Oberkörper bilden.*
3. *Ziehen Sie den Bauch fest ein (siehe auch Seite 55). Halten Sie diese Spannung während der ganzen Übung, denn nur so ist sie wirklich effektiv.*
4. *Die Hände an den Kopf legen (siehe Seite 55). Rollen Sie den ganzen Ober- und Unterkörper wie eine Raupe zur Körpermitte hin ein.*
5. *Halten Sie den Kopf in einer Linie mit der Wirbelsäule: also während der Übung das Kinn nicht zur Brust ziehen. Und dabei das Atmen nicht vergessen!*

### ANZAHL DER WIEDERHOLUNGEN:

AUSDAUERTYP  Level 1: *2–3 Sätze à 15–20 Wiederholungen.*
Level 2: *3–5 Sätze in Super-Zeitlupe à 10–12 Wiederholungen.*
Pausen: *Wenigstens 1 Minute bis zum nächsten Satz, 4 Minuten zur nächsten Muskelgruppe und 1 Tag zum nächsten Krafttraining des Bauchs.*

ATHLETISCHER TYP  Level 1: *2–3 Sätze à 15–20 Wiederholungen.*
Level 2: *3–4 Sätze in Super-Zeitlupe à 10–15 Wiederholungen.*
Pausen: *1/2 bis 1 Minute bis zum nächsten Satz.*

KRAFTTYP  Level 1: *1 Satz à 15–20 Wiederholungen.*
Level 2: *2–3 Sätze 20–30 Wiederholungen.*
Pausen: *1 Minute bis zum nächsten Satz.*

### MUSKELN AM UNTEREN RÜCKEN

Es ist wichtig, dass die Muskeln am unteren Rücken kräftig und beweglich sind: Hier befindet sich die Lendenwirbelsäule. Und diese leidet am meisten unter einseitiger

Belastung, schließlich trägt sie das ganze Gewicht des Oberkörpers. Stärken Sie deshalb Ihren unteren Rücken – etwa mit der folgenden Übung.

## ➤ *Diagonales Arm- und Beinheben*

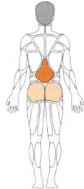

**HAUPTMUSKELGRUPPE:**
Rückenstrecker
BETEILIGTE MUSKELGRUPPEN:
Gesäßmuskel

Bei dieser Übung machen Sie sich so richtig lang. Dabei wird Ihr gesamter Rücken effektiv trainiert und gestärkt – und die Gesäßmuskulatur auch.

**SO GEHT'S:**
1. *Strecken Sie in der Bauchlage (siehe Seite 55) Arme und Beine lang aus.*
2. *Strecken Sie nun Ihren linken Arm und den rechten Fußrücken lang am Boden aus.*
3. *Heben Sie Hand und Fuß jeweils nur 3 Zentimeter an, die Nasenspitze berührt dabei stets leicht die Matte.*

4. *Halten Sie 3 Sekunden die Spannung. Senken Sie dann langsam Hand und Fuß wieder ab.*
5. *Führen Sie nun die Übung mit rechtem Arm und linkem Bein aus.*
6. *Weiter geht's im Wechsel.*

**ANZAHL DER WIEDERHOLUNGEN:**

**AUSDAUERTYP** Level 1: *1–2 Sätze à 5–8 Wiederholungen pro Seite.*
Level 2: *3–4 Sätze à 10–15 Wiederholungen pro Seite.*
Pausen: *Wenigstens 1 Minute bis zum nächsten Satz, 4 Minuten Pause bis zur nächsten Muskelgruppe und 2 Tage bis zum nächsten Krafttraining des Rückens.*

**ATHLETISCHER TYP** Level 1: *2–3 Sätze à 5–8 Wiederholungen pro Seite.*
Level 2: *3–5 Sätze in Super-Zeitlupe à 10–15 Wiederholungen pro Seite.*
Pausen: *1/2 bis 1 Minute bis zum nächsten Satz, 1 Tag bis zum nächsten Krafttraining des Rückens.*

**KRAFTTYP** Level 1: *1 Satz à 5–8 Wiederholungen pro Seite.*
Level 2: *2–3 Sätze à 10–15 Wiederholungen pro Seite.*
Pausen: *Lediglich 1 Minute bis zum nächsten Satz.*

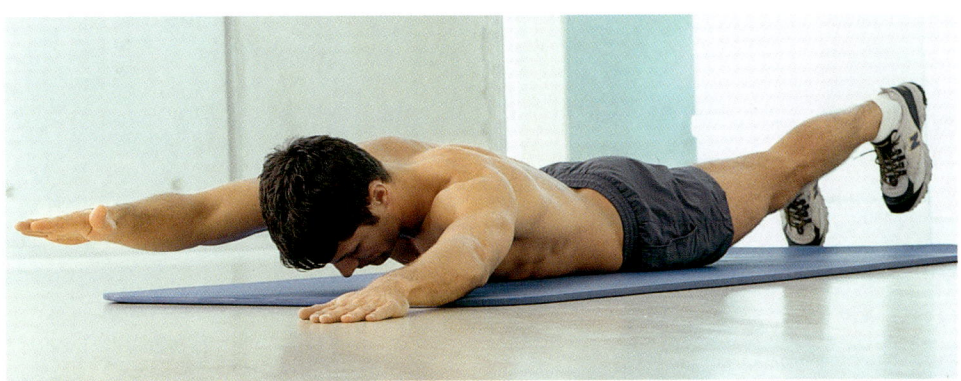

## DIE BRUSTMUSKULATUR

Aus optischen Gründen ist vielen Männern das Training der Brustmuskulatur sehr wichtig. Eine gut austrainierte Brustmuskulatur wirkt imposant, es ist aber genauso wichtig, sie regelmäßig zu dehnen und ihren »Gegenspieler«, die Rückenmuskulatur, zu stärken. Wer das nicht tut, sieht das unschöne Ergebnis bald im Spiegel: Der Schultergürtel wächst nach vorn, und der Rücken wird immer runder.

## ➤ *Liegestütz*

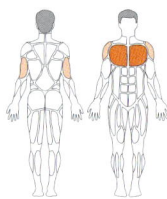

**HAUPTMUSKELGRUPPE:** großer Brustmuskel
BETEILIGTE MUSKELGRUPPEN: vorderer Schultermuskel, dreiköpfiger Armstrecker, vorderer Sägemuskel (gesamte Rumpfmuskulatur)

Noch ein Klassiker, gleichzeitig die »Königsübung«, wenn Sie Ihre Brustmuskeln in Form bringen möchten. Außerdem werden Schulter- und Armmuskulatur aufgebaut.

### SO GEHT'S:

1. *Gehen Sie in die Bauchlage (siehe Seite 55).*
2. *Stellen Sie im Liegen Zehen und Fußballen auf dem Boden auf.*
3. *Die Hände liegen flach und schulterbreit voneinander entfernt genau unter der Brustmuskulatur am Boden, die Fingerspitzen weisen nach vorn.*
4. *Spannen Sie die Gesäß- und Bauchmuskeln fest an.*
5. *Halten Sie Ober- und Unterkörper stets in einer geraden Linie. Ziehen Sie dazu den Bauchnabel fest ein, um ein Hohlkreuz zu vermeiden.*
6. *Mit dem Ausatmen strecken Sie langsam die Arme durch. Wenn Sie den Körper nach oben drücken, dürfen Sie die Ellbogen nicht komplett durchstrecken, sondern müssen Sie bis zum Schluss immer noch minimal angewinkelt lassen (siehe Bild 1).*
7. *Mit dem Einatmen den Körper absenken (siehe Bild 2), bis Sie mit der Nasenspitze wieder den Boden berühren – den Oberkörper aber nicht ablegen, sondern gleich darauf zum nächsten Liegestütz nach oben gehen.*

### ANZAHL DER WIEDERHOLUNGEN:

**AUSDAUERTYP** Level 1: *1–2 Sätze à 8–12 Wiederholungen. Wenn Sie noch nicht mühelos*

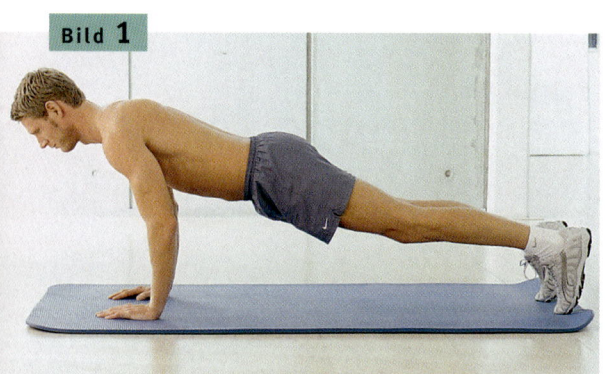

Bild **1**

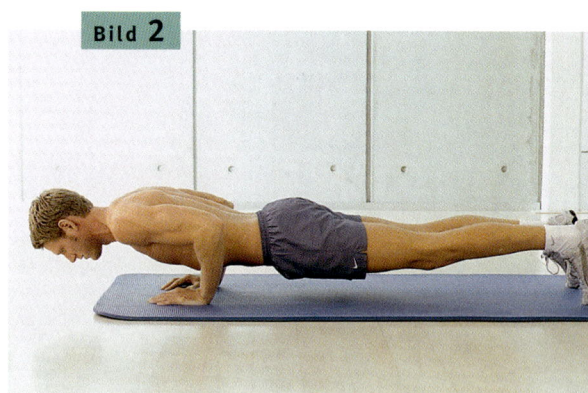

Bild **2**

## TIPP

### Gleiches Recht für alle

WENN MAN von Krafttraining spricht, sind damit alle Muskelgruppen gemeint. Natürlich können Sie – je nach Typ – Akzente setzen, aber trainieren Sie nie nur einseitig eine oder zwei Muskelgruppen. Das sieht sehr schnell recht lächerlich aus. Widmen Sie sich also nicht nur den Muskeln, die Sie morgens im Badezimmerspiegel sehen.

*8 Wiederholungen schaffen, versuchen Sie die Übung mit aufgestellten Knien.*
*Level 2: 3–5 Sätze à 10–12 Wiederholungen mit aufgestellten Füßen und in Super-Zeitlupe.*
*Pausen: Mindestens 1 Minute bis zum nächsten Satz, 4 Minuten Pause bis zur nächsten Muskelgruppe und 2 Tage bis zum nächsten Krafttraining der Brustmuskulatur.*

**ATHLETISCHER TYP**  *Level 1: 1–2 Sätze à 8–12 Wiederholungen. Wenn Sie noch nicht mühelos 10 Wiederholungen schaffen, versuchen Sie die Übung mit aufgestellten Knien.*
*Level 2: 3–4 Sätze à 12–15 Wiederholungen mit aufgestellten Füßen und in Super-Zeitlupe.*
*Pausen: Mindestens 1 Minute bis zum nächsten Satz und 1 Tag bis zum nächsten Krafttraining der Brustmuskulatur.*

**KRAFTTYP**  *Level 1: 1 Satz à 8–12 Wiederholungen. Wenn Sie noch nicht mühelos 10 Wiederholungen schaffen, versuchen Sie die Übung mit aufgestellten Knien.*
*Level 2: 2 Sätze à 15–18 Wiederholungen mit aufgestellten Füßen.*
*Pausen: Mindestens 1 Minute bis zum nächsten Satz und 1 Tag bis zum nächsten Krafttraining der Brustmuskulatur.*

## DIE MUSKELN AM MITTLEREN UND OBEREN RÜCKEN

Gerade wenn Sie viel sitzen, sollten Sie Ihren Rücken intensiv trainieren. Denn damit tun Sie viel für eine gute Körperhaltung. Außerdem werden dann auch Schultern und Nacken entlastet, die bei »Büroarbeitern« oft verspannt sind. Der Schultergürtel kann mit Hilfe gezielter Übungen wieder in die richtige Position gebracht werden. Das wirkt sich auch positiv auf Ihr Gesamtbefinden aus: Ihre Lunge hat mehr Platz zum Atmen – Sie fühlen sich innerlich aufrechter.

Weil diese Muskelgruppe so wichtig ist, gibt es dafür gleich zwei Einsteigerübungen: zuerst mit ein bisschen Profitechnik von den Boxern – und dann »rudern« wir uns fit (siehe Übung Seite 63).

## ➤ *Die Boxer-Übung*

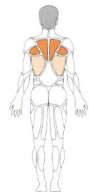

**HAUPTMUSKELGRUPPE:**
Trapezmuskel, kleiner und großer Rautenmuskel
BETEILIGTE MUSKELGRUPPEN:
breiter Rückenmuskel

Diese Übung stammt von Klitschko und Co. Beim Boxen wird der Oberkörper nach vorn hin gedeckt, und der Rücken wird rund – ganz ähnlich wie bei »Schreibtischtätern«. Damit Profiboxer auch außerhalb des Rings eine gute Figur machen und sich nach dem Kampf wieder gerade und aufrecht bewegen, trainieren sie die Gegenspieler der Brustmuskulatur, die den Oberkörper wieder aufrichten: die Muskeln am mittleren und oberen Rücken.

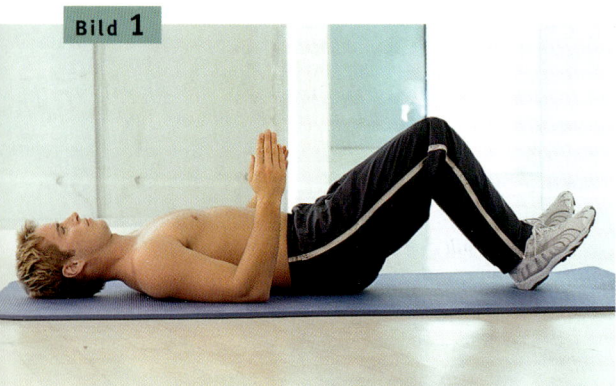

**Bild 1**

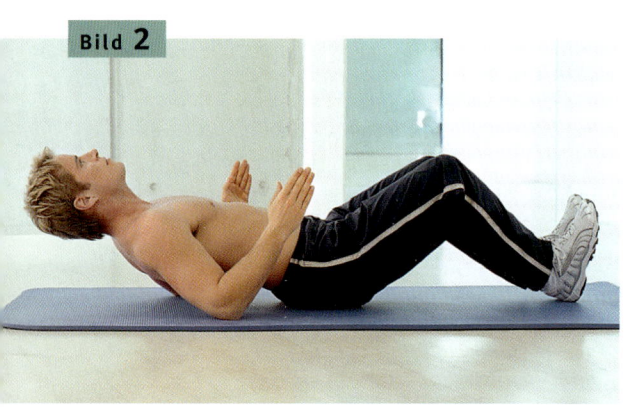

**Bild 2**

### SO GEHT'S:

1. *Gehen Sie am Boden in Rückenlage (siehe Seite 55). Winkeln Sie nun die Beine im rechten Winkel an und stellen Sie die Fersen auf.*
2. *Die Ellbogen auch anwinkeln und in die Matte drücken (siehe Bild 1).*
3. *Heben Sie den Brustkorb leicht an – vom Rumpf haben nun nur noch die Schulterblätter Bodenkontakt.*
4. *Drücken Sie jetzt die Ellbogen in die Matte, so dass der Oberkörper angehoben wird. Rücken gerade halten, Bauch fest einziehen (siehe Bild 2). Das Gesäß bleibt am Boden.*
5. *Den Oberkörper langsam etwa 10 Zentimeter hoch vom Boden heben und wieder senken. Ziehen Sie das Kinn nicht zur Brust, sondern blicken Sie zur Decke.*

*Tipp:* Um mit den Ellbogen in jedem Fall auf der Matte aufsetzen zu können, legen Sie sich am besten quer darauf.

### ANZAHL DER WIEDERHOLUNGEN:

**AUSDAUERTYP**  Level 1: *2–3 Sätze à 8–12 Wiederholungen. Wenn Sie noch nicht mühelos 10 Wiederholungen schaffen, versuchen Sie die Brust vorher nicht anzuheben.*
Level 2: *3–5 Sätze à 10–12 Wiederholungen und in Super-Zeitlupe arbeiten.*
Pausen: *Mindestens 1 Minute bis zum nächsten Satz, 4 Minuten bis zur nächsten Muskelgruppe und 2 Tage bis zur nächsten Boxer-Übung.*

**ATHLETISCHER TYP**  Level 1: *2–3 Sätze à 8–12 Wiederholungen. Falls Sie 10 Wiederholungen nicht mühelos schaffen, heben Sie die Brust vorher nicht an.*
Level 2: *3–4 Sätze à 12–15 Wiederholungen und in Super-Zeitlupe arbeiten.*
Pausen: *Mindestens 1 Minute bis zum nächsten Satz und 1 Tag bis zur nächsten Boxer-Übung.*

**KRAFTTYP**  Level 1: *2 Sätze à 8–12 Wiederholungen. Falls Sie noch keine 10 Wiederholungen schaffen, heben Sie die Brust vorher nicht an.*
Level 2: *2–3 Sätze à 15 Wiederholungen.*
Pausen: *1 bis 2 Minuten bis zum nächsten Satz, mindestens 1 Tag zur nächsten Boxer-Übung.*

### TIPP

#### Rudern mit Blick in den Spiegel

BEIM EINARMIGEN RUDERN (siehe rechte Seite) ist ein Spiegel zur Selbstkorrektur gut. Verwenden Sie auch immer genau das Gewicht, mit dem Sie bei sauberer Ausführung im letzten Satz wenigstens die untere und höchstens die obere Anzahl der angegebenen Wiederholungen schaffen.

## ➤ Einarmiges Rudern vorgebeugt

**HAUPTMUSKELGRUPPE:**
breiter Rückenmuskel, hinterer Deltamuskel, großer Rundmuskel
BETEILIGTE MUSKELGRUPPEN: Trapezmuskel, kleiner und großer Rautenmuskel, dreiköpfiger Oberarmspeichenmuskel

Eine sehr intensive Übung für Anfänger ebenso wie für trainierte Sportler. Sie arbeiten damit Ihren breiten Rückenmuskel aus. Das formt eine V-förmige Silhouette des mittleren und oberen Rückens. Sie können den Schwierigkeitsgrad durch entsprechende Gewichte individuell variieren.

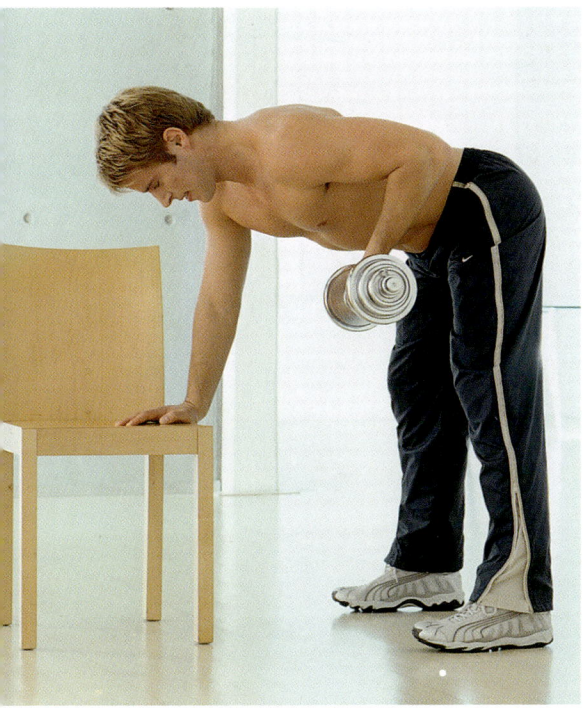

**SO GEHT'S:**

*Sie benötigen für diese Übung eine Hantel und einen Stuhl.*

1. *Ausgangsposition ist der Stand (siehe Seite 54). Ihre Füße sind mehr als schulterbreit entfernt voneinander parallel aufgestellt, die Knie sind leicht gebeugt.*
2. *Nehmen Sie mit dem rechten Arm das Gewicht auf.*
3. *Stützen Sie den linken Arm so auf dem Stuhl ab, dass Ihr Rücken ganz gerade und parallel zum Boden ist.*
4. *Mit dem rechten Arm heben Sie im Untergriff nun das Gewicht zum Oberkörper, wobei Sie den Ellbogen sehr nah am Körper entlangführen (siehe Bild links unten). Spannen Sie dabei den Bauch an.*
5. *Trainieren Sie nun die andere Seite.*

**ANZAHL DER WIEDERHOLUNGEN:**

**AUSDAUERTYP** Level 1: *2–3 Sätze à 10–12 Wiederholungen.*
Level 2: *3–5 Sätze à 8–10 Wiederholungen und in Super-Zeitlupe arbeiten.*
Pausen: *Mindestens 1 Minute bis zum nächsten Satz, 4 Minuten bis zur nächsten Muskelgruppe und 2 Tage bis zum nächsten Training des breiten Rückenmuskels.*

**ATHLETISCHER TYP** Level 1: *2–3 Sätze à 10–12 Wiederholungen.*
Level 2: *3–4 Sätze à 12–15 Wiederholungen und in Super-Zeitlupe arbeiten.*
Pausen: *Mindestens 1 Minute bis zum nächsten Satz und 1 Tag bis zum nächsten Training des breiten Rückenmuskels.*

**KRAFTTYP** Level 1: *2 Sätze à 15–18 Wiederholungen.*
Level 2: *2–3 Sätze à 12–15 Wiederholungen.*
Pausen: *Nur 1 bis 2 Minuten bis zum nächsten Satz und mindestens 1 Tag Pause bis zum nächsten Training des breiten Rückenmuskels.*

# UND JETZT: ÜBUNGEN FÜR FORTGESCHRITTENE

Wenn Sie die Einsteigerübungen (ab Seite 56) regelmäßig durchgeführt haben, sind Sie bereit für mehr: Die folgenden neun Übungen für die wichtigsten Muskelgruppen – an Beinen, Bauch, unterem und oberem Rücken, Brust, Schultern und Armen – bilden die Basis für Ihr weiteres Training.

## GESÄSS- UND BEINMUSKULATUR

Die Gesäß- und Beinmuskulatur ist die größte und kräftigste und wird bei fast allen Bewegungen gebraucht, etwa beim Laufen und Springen. Mit dem Training können Sie Knieproblemen vorbeugen, vor allem wenn Sie auf instabiler Unterlage – etwa einer zusammengerollten Matte oder dem Aerostep – trainieren. Bei Gelenkproblemen trainieren Sie stets in Absprache mit Ihrem Arzt.

## ➤ *Ausfallschrittkniebeuge*

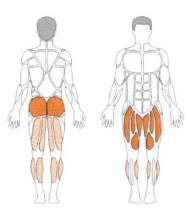

**HAUPTMUSKELGRUPPE:**
Beinstrecker, Gesäßmuskel
BETEILIGTE MUSKELGRUPPEN:
Wadenmuskeln, Beinbeuger, größter Schenkelanzieher

Diese Übung ist eine echte Hilfe auf dem Weg zum »Knackpo«. Und stramme Oberschenkel gibt's gleich noch dazu.

**SO GEHT'S:**
*Sie brauchen für die Übung eventuell eine Hantel (siehe Bild 2).*
1. *Machen Sie einen weiten Ausfallschritt nach vorn und heben Sie die Ferse des hinteren Fußes so hoch, dass nur noch der Fußballen den Boden berührt. Die Hände in die Hüfte stützen.*
3. *Beugen Sie nun langsam das Knie des hinteren Beines in Richtung Boden (siehe Bild 1) und wieder zurück. Dabei das Knie nur bis*

Bild **1**

Bild **2**

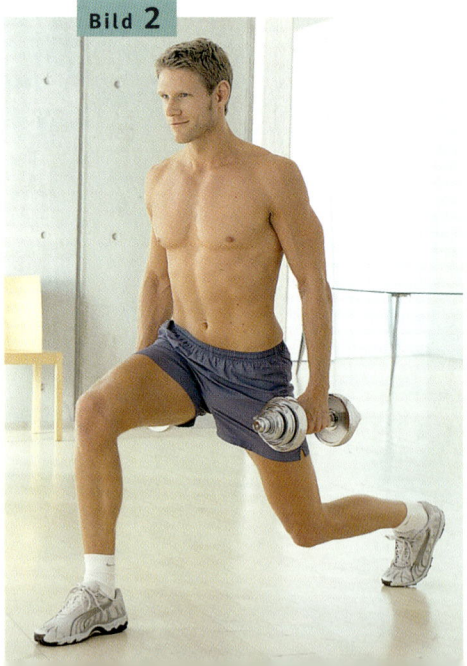

etwa 10 Zentimeter über dem Boden absenken. Das Knie des vorderen Beines bewegt sich dabei nur bis etwa über die Fußmitte nach vorn. Der Oberkörper bleibt gerade.

4. Nun das andere Bein nach vorn und die Übung wiederholen.

### ANZAHL DER WIEDERHOLUNGEN:

**AUSDAUERTYP** Level 1: *2–3 Sätze à 15–20 Wiederholungen.*
Level 2: *3–5 Sätze à 12–15 Wiederholungen mit Zusatzgewichten.*
Pausen: *1 Minute bis zum nächsten Satz, 4 Minuten zur nächsten Muskelgruppe, 2 bis 3 Tage bis zum nächsten Krafttraining der Beine.*

**ATHLETISCHER TYP** Level 1: *2–3 Sätze à 12–15 Wiederholungen.*
Level 2: *3–5 Sätze in Super-Zeitlupe à 10–12 Wiederholungen mit Zusatzgewichten.*
Pausen: *Mindestens 1 Minute bis zum nächsten Satz und 2 Tage bis zum nächsten Krafttraining der Beine.*

**KRAFTTYP** Level 1: *2 Sätze à 15–20 Wiederholungen.*

Level 2: *2–3 Sätze à 15–25 Wiederholungen.*
Pausen: *1 bis 2 Minuten bis zum nächsten Satz und mindestens 1 Tag bis zum nächsten Krafttraining der Beine.*

## DIE BAUCHMUSKULATUR

Die Bauchmuskeln sind für das Beugen und Drehen sowie die Stabilisierung des Rumpfes zuständig. Sie sind bei vielen Menschen zu schwach ausgebildet.

## ➤ *Käfer*

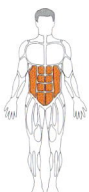

**HAUPTMUSKELGRUPPE:**
Bauchmuskulatur
BETEILIGTE MUSKELGRUPPEN:
Hüftbeuger

Diese Übung macht viel Spaß und ist sehr effektiv: Sie trainiert alle Bauchmuskeln.

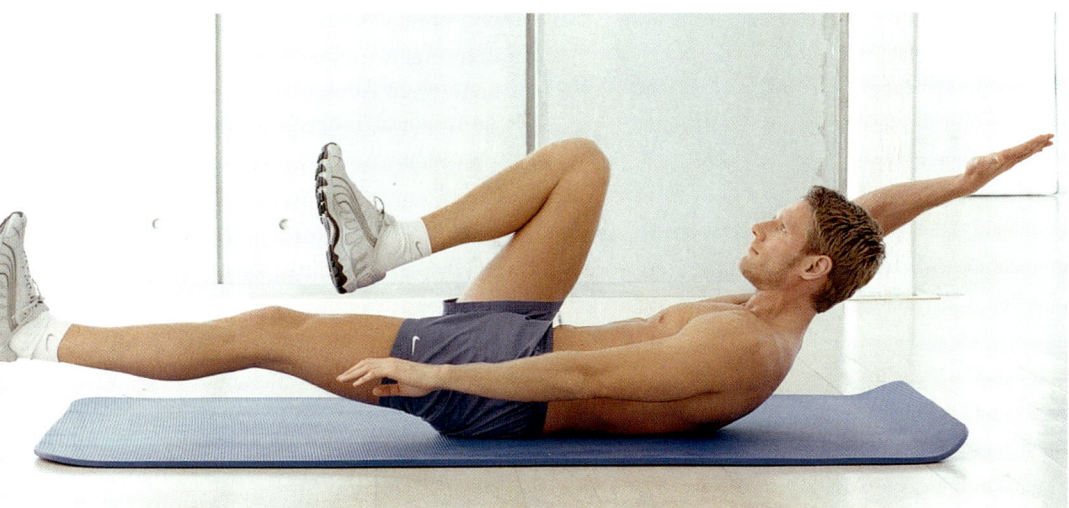

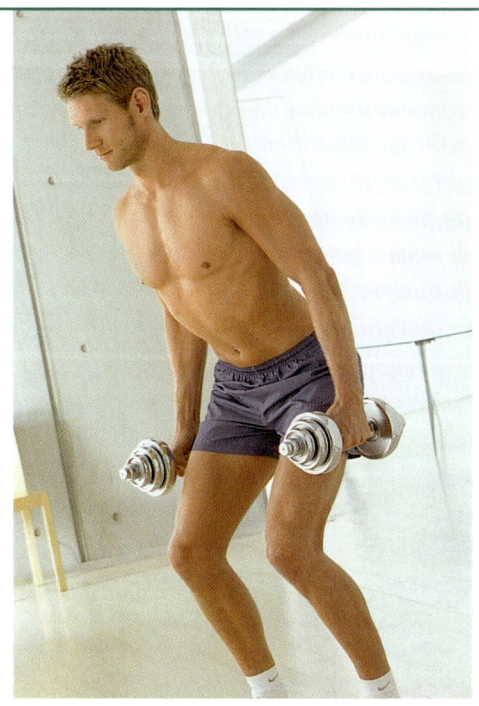

**SO GEHT'S:**

1. In Rückenlage Kopf und Schultern leicht anheben, Bauch ist fest (siehe Seite 55) .
2. Strecken Sie den linken Arm nach hinten über den Kopf. Gleichzeitig das linke Bein anwinkeln und das Knie zum Oberkörper ziehen.
3. Halten Sie das rechte Bein lang ausgestreckt über dem Boden in der Schwebe und den rechten Arm in Richtung des rechten Knies ebenfalls lang ausgestreckt. Schultern und Kopf sind dabei deutlich über dem Boden.
4. Nun im Wechsel linken und rechten Arm und Bein bewegen: Strampeln Sie langsam, aber kontrolliert mit allen vieren – wie ein Käfer auf dem Rücken (siehe Bild Seite 65).

*Wichtig:* Wenn Sie ohne Hanteln arbeiten, heben Sie beim Senken die Arme nach vorn. Mit Hanteln sind die Arme seitlich am Körper.

**ANZAHL DER WIEDERHOLUNGEN:**

**AUSDAUERTYP**   Level 1: *2–3 Sätze à 10–15 Wiederholungen pro Seite, vorderes Bein angewinkelt lassen.*
Level 2: *3–5 Sätze in Super-Zeitlupe à 12–15 Wiederholungen pro Seite; Beine ausgestreckt über dem Boden halten.*
Pausen: *Mindestens 1 Minute bis zum nächsten Satz, 4 Minuten bis zur nächsten Muskelgruppe und 1 Tag bis zum nächsten Bauchtraining.*

**ATHLETISCHER TYP**   Level 1: *2–3 Sätze à 15–20 Wiederholungen pro Seite, das vordere Bein angewinkelt lassen.*
Level 2: *3 – 4 Sätze à 12 – 15 Wiederholungen pro Seite in Super-Zeitlupe, dabei die Beine nach vorn lang ausgestreckt über dem Boden halten.*
Pausen: *1 Minute bis zum nächsten Satz.*

**KRAFTTYP**   Level 1: *1 Satz à 15 – 20 Wiederholungen pro Seite, Bein vorn bleibt angewinkelt.*
Level 2: *2–3 Sätze à 20–25 Wiederholungen pro Seite mit angewinkelten Beinen.*
Pausen: *1 bis 3 Minuten bis zum nächsten Satz.*

**DIE RÜCKENMUSKULATUR**

Die Muskeln vom Nacken bis zum Becken machen die Wirbelsäule stabil und sicher – und beeinflussen unsere Haltung (siehe auch Einsteigerübungen ab Seite 56).
Die meisten Arbeitsausfälle im Büro werden übrigens durch Probleme mit der Rückenmuskulatur und der von ihr stabilisierten Wirbelsäule verursacht.

## ➤ *Kreuzheben*

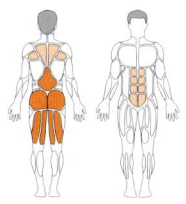

**HAUPTMUSKELGRUPPE:**
Rückenstrecker, Beinbeuger, Gesäßmuskel
BETEILIGTE MUSKELGRUPPEN:
Bauchmuskulatur, Trapezmuskel, Rautenmuskel

Diese Übung trainiert den gesamten unteren Rücken. Sie hilft Ihnen, Ihre Haltung und Ihr ganzes Erscheinungsbild zu verbessern – und beugt Beschwerden vor.

## SO GEHT'S:

1. Nehmen Sie am besten im Ausfallschritt (siehe Seite 55) die Gewichte auf. Die Schultern dabei leicht nach hinten unten ziehen (siehe Bild auf der linken Seite).
2. Heben Sie das Brustbein minimal an.
3. Beugen Sie mit fest angespanntem Bauch den geraden Oberkörper langsam nach vorn und führen Sie dabei gleichzeitig die Hanteln am Oberschenkel entlang bis kurz unter die Knie, die stets leicht angewinkelt sind.
4. Anschließend richten Sie sich langsam wieder auf.

## ANZAHL DER WIEDERHOLUNGEN:

**AUSDAUERTYP** Level 1: *2–3 Sätze à 10–12 Wiederholungen.*
Level 2: *3–5 Sätze à 8–10 Wiederholungen in Super-Zeitlupe , eventuell auf instabilem Untergrund (zum Beispiel auf einer zusammengerollten Matte).*
Pausen: *Mindestens 1 Minute bis zum nächsten Satz, 4 Minuten bis zur nächsten Muskelgruppe und 2 Tage bis zum nächsten Training des breiten Rückenmuskels.*

**ATHLETISCHER TYP** Level 1: *2–3 Sätze à 10–12 Wiederholungen.*
Level 2: *3–4 Sätze à 12–15 Wiederholungen in Super-Zeitlupe, eventuell auf instabilem Untergrund (zum Beispiel auf einer zusammengerollten Matte).*
Pausen: *Mindestens 1 Minute bis zum nächsten Satz und 1 Tag bis zum nächsten Training des unteren Rückenmuskels.*

**KRAFTTYP** Level 1: *2 Sätze à 15–18 Wiederholungen.*
Level 2: *2–3 Sätze à 12–15 Wiederholungen.*
Pausen: *1 bis 2 Minuten bis zum nächsten Satz und mindestens 1 Tag bis zum nächsten Training des unteren Rückenmuskels.*

## DIE BRUSTMUSKULATUR

Der Brustmuskel hat unter anderem die Aufgabe, die Oberarme nach vorn zu führen oder zu drücken. Er ist bei den meisten Armbewegungen gefordert, so zum Beispiel beim Schwimmen oder Werfen. Der Brustmuskel neigt leider von Natur aus dazu, sich zu verkürzen. Besonders wenn Sie viel im Sitzen arbeiten, müssen Sie Ihre Brustmuskulatur regelmäßig dehnen (siehe Seite 109) und den mittleren Rücken kräftigen.

## ➤ *Macho-Liegestütz*

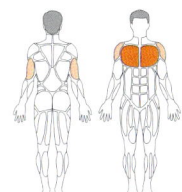

**HAUPTMUSKELGRUPPE:**
großer Brustmuskel, vorderer Schultermuskel, dreiköpfiger Armstrecker
BETEILIGTE MUSKELGRUPPEN: gesamte Rumpfmuskulatur, vorderer Sägemuskel

Diese Übung ist sehr intensiv. Also gehen Sie es langsam an, wenn Sie dabei Brustmuskulatur, Trizeps und die Vorderseite der Schultern trainieren.

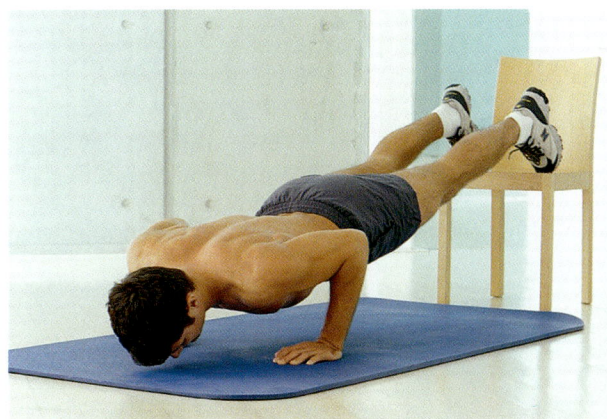

### SO GEHT'S:

*Sie brauchen ein Sofa oder einen Stuhl.*

1. *Gehen Sie mit den Füßen in Richtung Stuhl oder Sofa in Bauchlage (siehe Seite 55). Mit den Handflächen auf dem Boden abstützen.*
2. *Stellen Sie die Fußspitzen auf dem Stuhl auf.*
3. *Die Hände sind schulterbreit auf Höhe der Brust. Die Finger weisen nach vorn.*
4. *Spannen Sie Bauch und Po fest an. Halten Sie den Körper in einer Linie (siehe Bild Seite 67).*
5. *Beim Einatmen senken Sie den Körper ab, bis Sie mit der Nasenspitze den Boden berühren.*
6. *Mit dem Ausatmen strecken Sie langsam wieder die Arme. Dabei die Ellbogen nicht komplett durchstrecken, sondern bis zum Schluss immer noch minimal angewinkelt lassen.*

*Tipp:* Rollen Sie Ihre Matte längs zusammen und benutzen Sie sie als Unterlage für Ihre Hände.

### ANZAHL DER WIEDERHOLUNGEN:

**AUSDAUERTYP**   Level 1: *3–5 Sätze à 8–12 Wiederholungen.*
Level 2: *3–5 Sätze 10–12 Wiederholungen in Super-Zeitlupe, Hände auf instabiler Unterlage.*
Pausen: *Mindestens 2 bis 3 Minuten bis zum nächsten Satz, 4 Minuten bis zur nächsten Muskelgruppe und 2 Tage bis zum nächsten Krafttraining der Brustmuskulatur.*

**ATHLETISCHER TYP**   Level 1: *3–5 Sätze à 10–12 Wiederholungen.*
Level 2: *3–5 Sätze à 12–15 Wiederholungen in Super-Zeitlupe, Hände auf instabiler Unterlage.*
Pausen: *Mindestens 2 Minuten bis zum nächsten Satz und 1 Tag bis zum nächsten Krafttraining der Brustmuskulatur.*

**KRAFTTYP**   Level 1: *2–3 Sätze à 12–15 Wiederholungen.*
Level 2: *3–4 Sätze à 15–18 Wiederholungen in Super-Zeitlupe.*
Pausen: *1 bis 2 Minuten bis zum nächsten Satz, mindestens 1 Tag bis zum nächsten Krafttraining der Brustmuskulatur.*

### DER TRAPEZMUSKEL

Kennen Sie das? Stunden am Computer, die Unterlagen für die Präsentation sind endlich fertig – Sie aber auch. Ihr Rücken ist gekrümmt, der Nacken verspannt. Diese Übung verwandelt Sie vom Quasimodo wieder in den männlichen Helden zurück.

## ➤ *Einarmiges Rudern vorgebeugt »pro«*

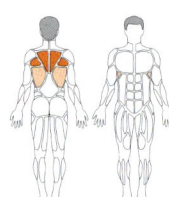

**HAUPTMUSKELGRUPPE:**
Trapezmuskel, kleiner und großer Rautenmuskel
BETEILIGTE MUSKELGRUPPEN:
breiter Rückenmuskel, vorderer Sägemuskel

Diese Übung richtet Ihre Rückenmuskeln dauerhaft wieder auf: Sie atmen tiefer, Ihr Blick hebt sich, Ihr Nacken entspannt sich – Ihr ganzes Erscheinungsbild ändert sich.

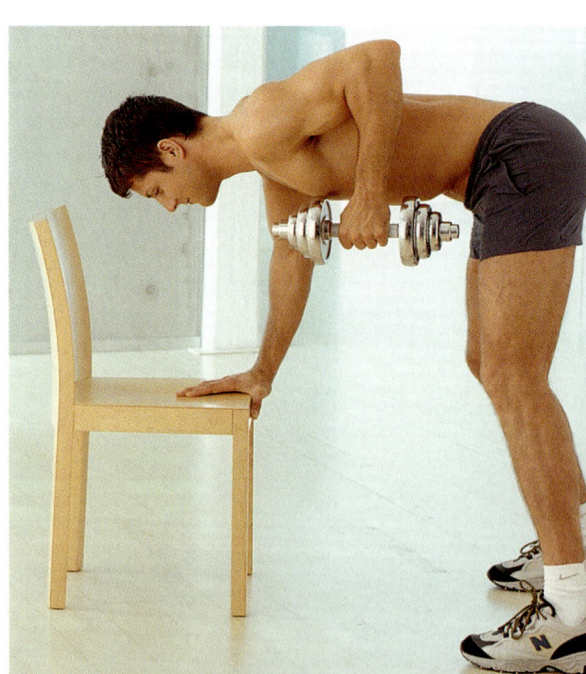

**SO GEHT'S:**

*Für diese Übung brauchen Sie Stuhl und Hantel.*

1. *Sie stehen neben dem Stuhl (Ausgangsposition Stand siehe Seite 54). Nehmen Sie mit dem rechten Arm das Gewicht auf und machen Sie mit dem linken Fuß einen Ausfallschritt (siehe Seite 54).*
2. *Beide Knie sind leicht gebeugt.*
3. *Stützen Sie Ihren durchgestreckten linken Arm auf dem Stuhl ab, der Oberkörper ist nach vorn geneigt (parallel zum Boden).*
4. *Die Schulterblätter fest zusammenziehen.*
5. *Führen Sie nun mit dem rechten Arm das Gewicht im neutralen Griff (Handrücken weist nach außen, siehe Seite 55) nahe am Oberkörper entlang nach oben. Dabei Bauch anspannen, Schultern nach unten ziehen.*
6. *Achten Sie unbedingt darauf, dass Sie die Schultern stets nach unten ziehen.*
7. *Dann wechseln Sie zur anderen Seite.*

**ANZAHL DER WIEDERHOLUNGEN:**

**AUSDAUERTYP** *Level 1: 3–4 Sätze à 10–12 Wiederholungen.*
*Level 2: 3–5 Sätze à 8–10 Wiederholungen in Super-Zeitlupe.*
*Pausen: Mindestens 1 Minute bis zum nächsten Satz, 4 Minuten bis zur nächsten Muskelgruppe und 2 Tage bis zum nächsten Training der rückenaufrichtenden Muskulatur.*

**ATHLETISCHER TYP** *Level 1: 3–4 Sätze à 10–12 Wiederholungen.*
*Level 2: 3–5 Sätze à 12–15 Wiederholungen in Super-Zeitlupe.*
*Pausen: 1 Minute bis zum nächsten Satz, 1 Tag zum nächsten Training der Rückenmuskulatur.*

**KRAFTTYP** *Level 1: 2–3 Sätze à 15–18 Wiederholungen.*
*Level 2: 3 Sätze à 15–20 Wiederholungen.*
*Pausen: 1 bis 2 Minuten bis zum nächsten Satz, 1 Tag bis zum nächsten Training der Rückenmuskulatur.*

## DER BREITE RÜCKENMUSKEL

Der breite Rückenmuskel, der so genannte Latissimus, ist unter anderem dann gefordert, wenn Sie Ihren Arm zum Körper heranziehen und nach innen drehen. Und der Latissimus gibt Ihrem Rücken die richtige Form!

## ➤ *Klimmzüge*

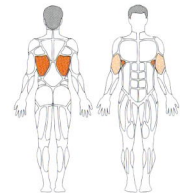

**HAUPTMUSKELGRUPPE:**
breiter Rückenmuskel
**BETEILIGTE MUSKELGRUPPEN:**
Bizeps

Dieser sportliche Klassiker stärkt vor allem Ihren breiten Rückenmuskel sowie mittleren und oberen Rücken und Ihren Bizeps Selbst wenn es Ihnen anfangs vielleicht unvorstellbar erscheint: Sie werden es schon in wenigen Wochen schaffen, Ihr Körpergewicht an der Klimmzugstange hochzuziehen – und das sogar mit immer höheren Wiederholungszahlen.

**TIPP**

*Für Ambitionierte*

BEI PROFIS WEISEN die Handinnenflächen nicht wie auf Seite 70 beschrieben nach vorn, sondern zum Körper hin.
Bei dieser Variante wird die Rückenmuskulatur stärker beansprucht, und der Bizeps kann Ihrem Rücken nicht mehr so viel Arbeit abnehmen.

## TIPP

### Einfach günstig

KLIMMZUGSTANGEN sind nicht allzu teuer, Sie bekommen sie in Baumärkten und Sportfachgeschäften. Die Stangen lassen sich ganz einfach zwischen den Türrahmen zu Hause anbringen.

**SO GEHT'S:**

*Sie benötigen eine Klimmzugstange.*

1. *Stellen Sie sich unter die Stange und fassen Sie diese mit beiden Händen: Dabei sind die Hände etwas mehr als schulterbreit voneinander entfernt (siehe Bild 1), die Handrücken zeigen vom Körper weg (Tipps zur Handhaltung siehe Seite 55).*

2. *Ziehen Sie Ihren Körper nun so weit hoch, bis Sie mit dem Kinn kurz über die Stange kommen können (siehe Bild 2).*

3. *Langsam wieder absenken und wiederholen.*

*Wichtig:* Achten Sie unbedingt darauf, dass Sie während der gesamten Übung – auch während Sie sich hochziehen – Ihre Schultern bewusst locker unten lassen und nicht nach oben in Richtung Ohren ziehen!

### ANZAHL DER WIEDERHOLUNGEN (FÜR ALLE TYPEN):

Level 1: *Versuchen sie anfangs, sich wenigstens 2-mal an der Stange hochzuziehen, machen Sie 1 Minute Pause und wiederholen Sie das Ganze noch 2-mal.*

Level 2: *Steigern Sie ganz allmählich Woche für Woche die Wiederholungszahl bis Sie schließlich 3–4 Sätze à 10–12 Wiederholungen durchführen können.*

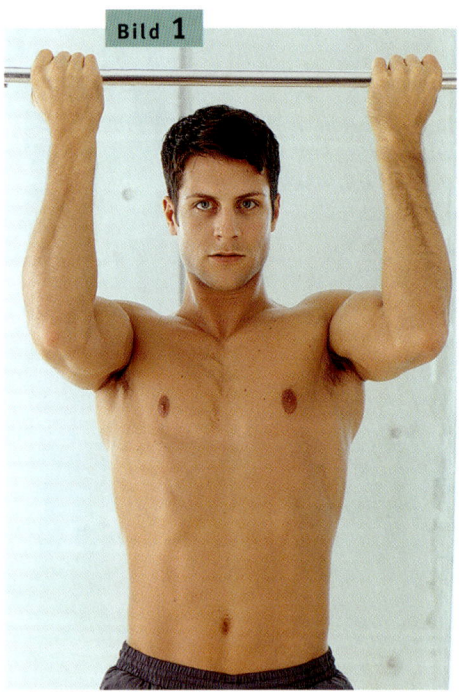

Bild **1**

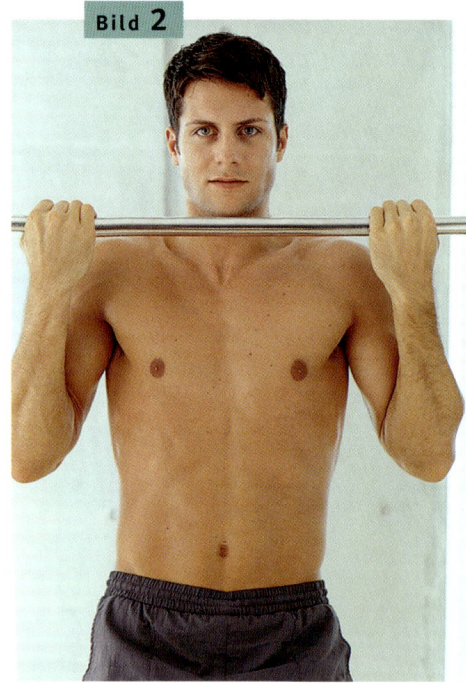

Bild **2**

## DIE SCHULTERMUSKULATUR

Das Schultergelenk ist sehr empfindlich. Regelmäßiges Training der umgebenden Muskeln stabilisiert es. Ein »Zuviel« kann aber auch – besonders wenn auch die Brustmuskulatur zu intensiv trainiert wird – schmerzhafte Entzündungen verursachen.
Bei Schmerzen im Schultergelenk sollten Sie immer einen Arzt aufsuchen und die Übungen für die Brustmuskulatur, das Seitheben (siehe unten) und das Bizepstraining einige Wochen ausfallen lassen. Weichen Sie in dieser Zeit besser auf die Schulteraußenrotation (siehe Seite 72) aus.

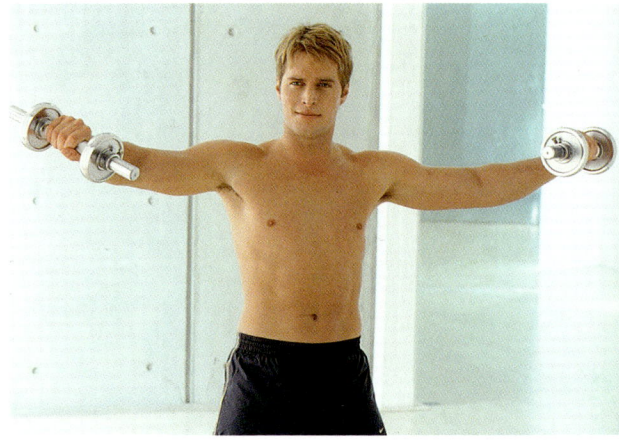

## ➤ *Seitheben stehend*

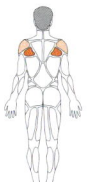

**HAUPTMUSKELGRUPPE:**
mittlerer Schultermuskel
BETEILIGTE MUSKELGRUPPEN:
hinterer Schultermuskel,
(Obergrätenmuskel)

Diese Übung sorgt für breite Schultern. Wenn Sie keine Beschwerden im Schulterbereich haben (siehe Hinweis oben), führen Sie diese Übung im Wechsel mit der »Schulteraußenrotation liegend« (siehe Seite 72) durch.

### SO GEHT'S:
*Sie benötigen zwei Gewichte für die Übung.*
1. *Führen Sie im Stehen die angewinkelten Arme mit den Gewichten (Hände im Obergriff, siehe Seite 55) nach oben und nach außen bis auf Schulterhöhe (siehe Bild oben rechts).*
2. *Dabei drehen Sie leicht die Hand, so dass schließlich die Daumen nach außen und leicht nach unten weisen.*

3. *Dann die Hände mit den Gewichten langsam wieder zurück bis auf Höhe der Oberschenkel senken. Heben Sie dabei das Brustbein an und ziehen Sie den Nacken immer nach hinten und unten, in Richtung Hüfte.*
4. *Arme wieder anwinkeln und wiederholen.*

### ANZAHL DER WIEDERHOLUNGEN:

**AUSDAUERTYP**   Level 1: *3–4 Sätze à 10–12 Wiederholungen.*
Level 2: *3–4 Sätze à 8–10 Wiederholungen in Super-Zeitlupe.*
Pausen: *Mindestens 1 Minute bis zum nächsten Satz, 4 Minuten bis zur nächsten Muskelgruppe, 2 Tage bis zum nächsten Training der Schulter.*

**ATHLETISCHER TYP**   Level 1: *3–4 Sätze à 10–12 Wiederholungen.*
Level 2: *3–4 Sätze à 12–15 Wiederholungen in Super-Zeitlupe.*
Pausen: *Mindestens 1 Minute bis zum nächsten Satz, 1 Tag bis zum nächsten Schultertraining.*

**KRAFTTYP**   Level 1: *2–3 Sätze à 12–15 Wiederholungen.*
Level 2: *3 Sätze à 15–18 Wiederholungen.*
Pausen: *Nur 1 bis 2 Minuten bis zum nächsten Satz und mindestens 1 Tag bis zum nächsten Training der Schulter.*

## ➤ *Schulteraußenrotation liegend*

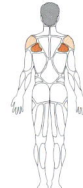

**HAUPTMUSKELGRUPPE:**
Untergrätenmuskel, Obergrä-
tenmuskel, kleiner Rundmuskel
BETEILIGTE MUSKELGRUPPEN:
hinterer Anteil des
Deltamuskels

Nun eine Übung, die Sie sogar auf dem Sofa ausführen könnten, denn hier geht es in erster Linie um die so genannten Schulteraußenrotatoren.

**SO GEHT'S:**
1. *Legen Sie sich in Seitlage auf die Matte.*
2. *In der Seitlage legen Sie das Ellbogengelenk des oberen Arms angewinkelt an die Taille (siehe Bild 1).*
3. *Die Hantel wird im Obergriff (siehe Bild 2) vom Boden um etwa 45 Grad angehoben und wieder abgesenkt – nur der Unterarm wird dabei nach oben »geklappt«. Der Ellbogen bleibt im Kontakt mit Ihrer Taille.*

*Wichtig:* Das Handgelenk bleibt während der ganzen Übung in der angegebenen Position!

**ANZAHL DER WIEDERHOLUNGEN:**

**AUSDAUERTYP**   Level 1: *2–3 Sätze à 10–12 Wiederholungen.*
Level 2: *3–4 Sätze à 8–10 Wiederholungen und in Super-Zeitlupe arbeiten.*
Pausen: *Mindestens 1 Minute bis zum nächsten Satz, 4 Minuten bis zur nächsten Muskelgruppe und 2 Tage bis zum nächsten Training der Schulteraußenrotatoren.*

**ATHLETISCHER TYP**   Level 1: *2–3 Sätze à 10–12 Wiederholungen.*
Level 2: *3–4 Sätze à 12–15 Wiederholungen in Super-Zeitlupe.*
Pausen: *Mindestens 1 Minute bis zum nächsten Satz und 1 Tag bis zum nächsten Training der Schulteraußenrotatoren.*

**KRAFTTYP**   Level 1: *2–3 Sätze à 12–15 Wiederholungen.*
Level 2: *3 Sätze à 15–18 Wiederholungen.*
Pausen: *Nur 1 bis 2 Minuten bis zum nächsten Satz und mindestens 1 Tag bis zum nächsten Training der Schulteraußenrotatoren.*

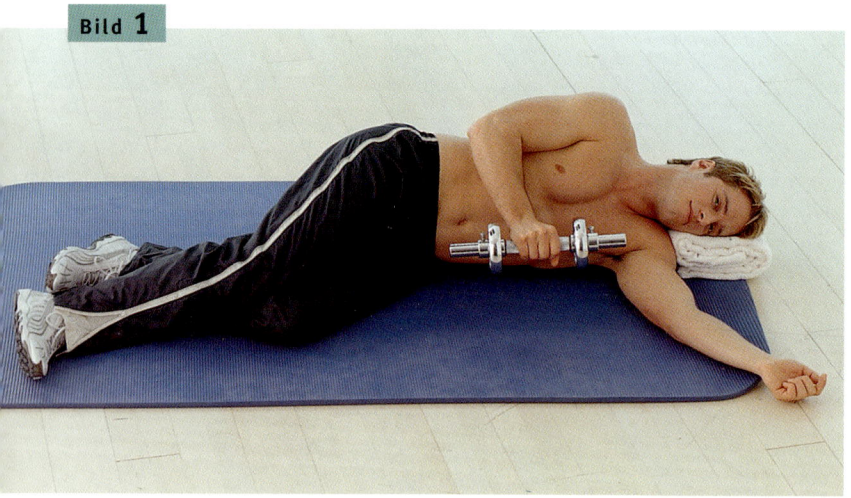

**Bild 1**

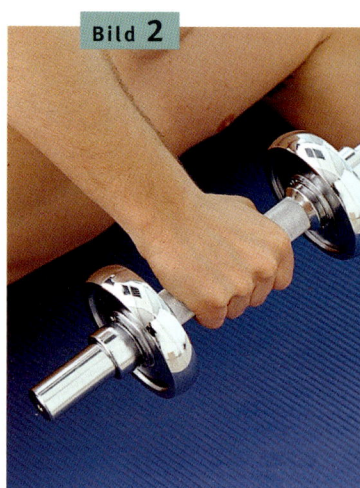

**Bild 2**

## DIE ARME: BIZEPS

Häufig sieht man in den Studios Männer eifrig ihren Bizeps trainieren – gilt ein gut ausgeprägter Bizeps doch nach wie vor als Inbegriff der Kraft. Doch kaum eine Übung wird so häufig falsch gemacht wie die zum Bizepstraining.

## ➤ *Concentration-Curls*

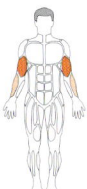

**HAUPTMUSKELGRUPPE:**
Bizeps, einköpfiger
Oberarmmuskel
BETEILIGTE MUSKELGRUPPEN:
Oberarmspeichenmuskel,
Unterarmflexoren

Ein Name als Programm: Hier arbeiten Sie sehr langsam und konzentriert an Ihren Bizepsen, um sie bei ihrer Hauptaufgabe zu unterstützen: der Beugung der Arme im Ellbogengelenk.

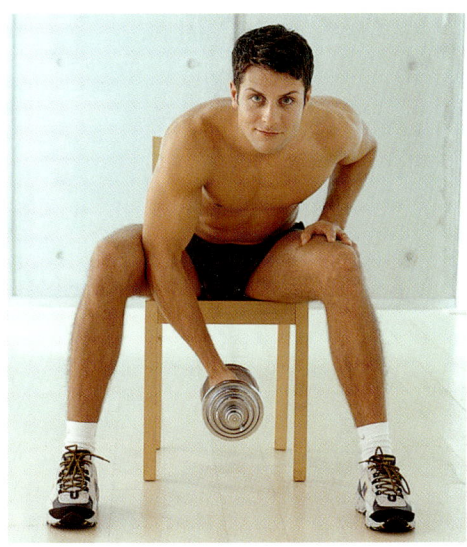

### SO GEHT'S:

*Sie benötigen für diese Übung eine Hantel und einen Stuhl.*

1. *Sie sitzen auf einem Stuhl und nehmen die Hantel auf. Beugen Sie nun Ihren Oberkörper nach vorn.*
2. *Ihre linke Hand liegt locker auf dem linken Oberschenkel, den rechten Ellbogen legen Sie an die Innenseite Ihres rechten Oberschenkels.*
3. *Auf keinen Fall sollte während der Übungder Rücken rund werden: Halten Sie ihn unbedingt gerade.*
4. *Führen Sie nun die Hantel mit dem rechten Arm langsam Richtung Kinn nach oben und dann in Richtung des rechten Fußknöchels wieder nach unten. Den Arm beim Absenken nicht vollständig durchstrecken, sondern den Ellbogen leicht angewinkelt lassen.*
5. *Verdrehen Sie Ihren Oberkörper nicht: Beide Schultern bleiben auf einer Höhe.*

### ANZAHL DER WIEDERHOLUNGEN:

**AUSDAUERTYP**   Level 1: *3–4 Sätze à 10–12 Wiederholungen.*
Level 2: *3–4 Sätze à 8–10 Wiederholungen in Super-Zeitlupe..*
Pausen: *Mindestens 1 Minute bis zum nächsten Satz, 4 Minuten zur nächsten Muskelgruppe und 2 Tage bis zum nächsten Training des Bizeps.*

**ATHLETISCHER TYP**   Level 1: *3–4 Sätze à 10–12 Wiederholungen.*
Level 2: *3–4 Sätze à 12–15 Wiederholungen in Super-Zeitlupe.*
Pausen: *Mindestens 1 Minute bis zum nächsten Satz und 1 Tag bis zum nächsten Training des Bizeps.*

**KRAFTTYP**   Level 1: *2–3 Sätze à 12–15 Wiederholungen.*
Level 2: *2–3 Sätze à 15–18 Wiederholungen*
Pausen: *Nur 1 bis 2 Minuten bis zum nächsten Satz und mindestens 1 Tag bis zum nächsten Training des Bizeps.*

## DIE ARME: TRIZEPS

Richtig komplett wird jedes Krafttraining erst durch Übungen für den Trizeps, den Gegenspieler des Bizeps. Der Trizeps formt die Rückseite des Oberarms und wird zum Beispiel beim Werfen und Boxen gebraucht, aber auch, wenn man etwas nach vorn drücken möchte.

## ➤ *Kickbacks*

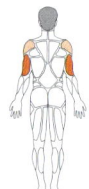

**HAUPTMUSKELGRUPPE:**
dreiköpfiger Armstrecker
BETEILIGTE MUSKELGRUPPEN:
hinterer Schultermuskel

Die Übung hat eigentlich gar nichts mit Kicken oder Fußball zu tun. Außer vielleicht in einer Hinsicht: Jemandem, der während der Übung zu nah hinter Ihnen steht, würde das nicht so gut bekommen.

### SO GEHT'S:
*Sie benötigen ein Gewicht.*
1. *Nehmen Sie das Gewicht im Stehen (siehe Seite 54) mit der linken Hand auf. Machen Sie mit dem rechten Bein einen Ausfallschritt nach vorn und beugen Sie dabei Ihren Oberkörper leicht nach vorn.*
2. *Nun strecken Sie Ihren linken Arm mit dem Gewicht nach hinten aus. Halten Sie den Arm während der gesamten Übung immer dicht am Körper.*
3. *»Klappen« Sie den Unterarm nach vorn und strecken Sie ihn dann wieder nach hinten. Das Ellbogengelenk wird auch bei der Rückwärtsbewegung nie völlig durchgestreckt. Halten Sie Rücken und Kopf auf einer geraden Linie.*

### ANZAHL DER WIEDERHOLUNGEN:

**AUSDAUERTYP**   Level 1: *3–4 Sätze à 10–12 Wiederholungen.*
Level 2: *3–4 Sätze à 8–10 Wiederholungen in Super-Zeitlupe.*
Pausen: *Mindestens 1 Minute bis zum nächsten Satz, mindestens 4 Minuten bis zur nächsten Muskelgruppe und mindestens 2 Tage bis zum nächsten Training des Trizeps.*

**ATHLETISCHER TYP**   Level 1: *3–4 Sätze à 10–12 Wiederholungen.*
Level 2: *3–4 Sätze à 12–15 Wiederholungen und zwar in Super-Zeitlupe.*
Pausen: *Mindestens 1 Minute bis zum nächsten Satz, 1 Tag zum nächsten Training des Trizeps.*

**KRAFTTYP**   Level 1: *2–3 Sätze à 12–15 Wiederholungen.*
Level 2: *3 Sätze à 15–18 Wiederholungen.*
Pausen: *1–2 Minuten bis zum nächsten Satz, 1 Tag bis zum nächsten Training des Trizeps.*

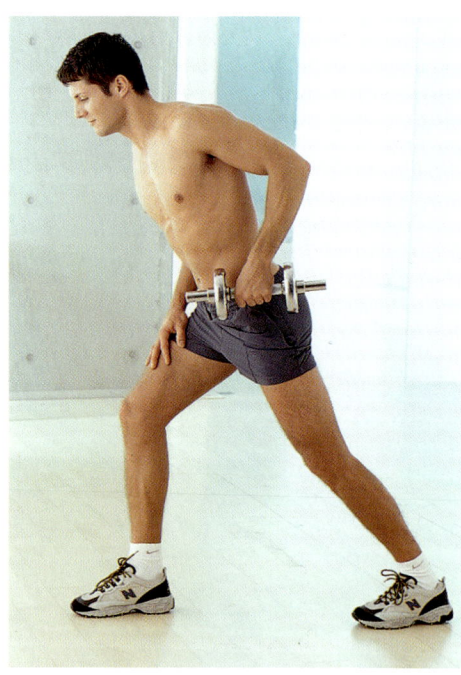

# POWER IM BÜRO UND AUF DIE SCHNELLE

Fehlende Bewegung, falsche Sitzhaltung, schlecht eingestellte Bürostühle, Stress und psychischer Druck – kein Wunder, dass viele Menschen über Verspannungen klagen, die sich während der Arbeitszeit im Büro aufbauen. Diese führen oft auch noch zu Kopfschmerzen und weiteren körperlichen Fehlhaltungen – bis hin zu Arbeitsunfähigkeit. Ursachen für Verspannungen gibt es zahlreiche. Hier die üblichsten:

➤ *Ungünstige Arbeitsplatzgestaltung*

Seit Anfang 2000 müssen in Deutschland die Arbeitsplätze den neuen Anforderungen der Bildschirmarbeitsverordnung genügen. Diese besagt unter anderem: »Der Arbeitgeber hat dafür zu sorgen, dass Hard- und Software dem Stand der Technik entsprechen ... Bildschirmpausen möglich sind ... jeder hat das Recht, Vorschläge zu machen und sich zu beschweren, wenn die Mängel nicht beseitigt werden.«

➤ *Psychischer Stress*

Vielen wächst die Arbeitsbelastung über den Kopf und lastet dann zentnerschwer auf den Schultern. Stress sollte kein Dauerzustand an Ihrem Arbeitsplatz sein. Wenn Arbeitsaufkommen und Verantwortung zu hoch werden, sollten Sie dies bei Ihren Vorgesetzten und Kollegen ansprechen.

➤ *Bewegungsmangel*

Sitzende Tätigkeiten sind auf ihre ganz eigene Art körperlich anstrengend. Nach längerem Sitzen – auch in einem noch so bequemen Bürostuhl – verändert man seine Haltung. Die Körperspannung lässt nach, das eigene Gewicht wird nicht mehr von den Muskeln getragen, sondern lastet mehr und mehr auf dem Knochengerüst.

## ➤ *Kniebeugen im Türrahmen*

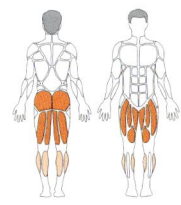

**HAUPTMUSKELGRUPPE:**
Beinstrecker, Gesäßmuskeln, Beinbeuger
BETEILIGTE MUSKELGRUPPEN:
Wadenmuskeln, Rückenstrecker

Damit Sie auch morgen noch nicht eingerostet sind, sondern weiterhin vor Freude hohe Luftsprünge machen können, sollten Sie heute gleich anfangen, Ihre Oberschenkelmuskulatur zu trainieren – und die Gesäßmuskulatur am besten gleich noch mit. Beides gelingt Ihnen mit der folgenden Übung.

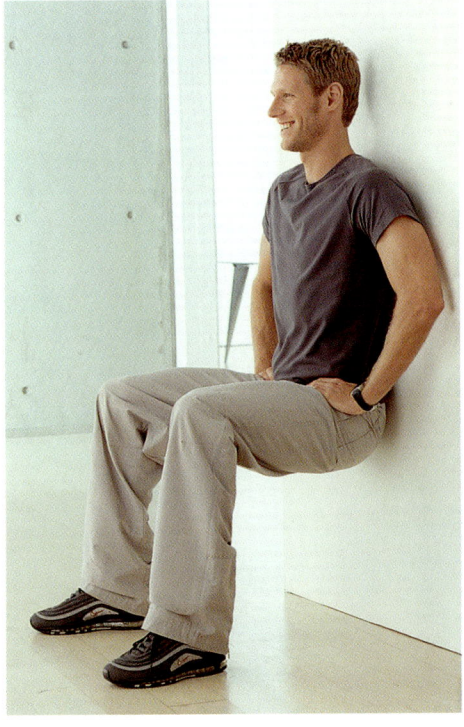

**SO GEHT'S:**

1. *Lehnen Sie den Oberkörper gegen einen Türrahmen oder eine andere stabile, senkrechte Fläche.*
2. *Stellen Sie die Beine etwa 40 Zentimeter vom Türrahmen entfernt auf (das entspricht ungefähr der Länge Ihres Oberschenkels).*
3. *Der Füße stehen etwa schulterbreit voneinander entfernt.*
4. *Nun gleiten Sie langsam mit dem Oberkörper am Türrahmen hinunter, bis Ihre Kniegelenke etwa im rechteln Winkel gebeugt sind (siehe Bild auf Seite 75).*
5. *Danach drücken Sie sich langsam wieder in die Anfangsposition hoch. Der Oberkörper bleibt dabei am Türrahmen.*
6. *Atmen Sie beim Herunterrutschen tief ein und beim Hochdrücken aus. Arbeiten Sie sehr langsam. Die Knie dürfen dabei vorn nie über die Fußmitte hinausragen.*

**ANZAHL DER WIEDERHOLUNGEN (FÜR ALLE TYPEN):**

*Wiederholen Sie diese Übung 12- bis 15-mal.*

## ➤ Büro-Taekwondo

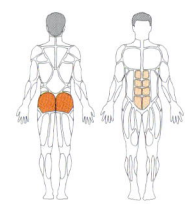

**HAUPTMUSKELGRUPPE:**
Gesäßmuskel
BETEILIGTE MUSKELGRUPPEN:
gerade Bauchmuskulatur

**SO GEHT'S:**

1. *Stellen Sie sich mit etwa einem halben Meter Abstand vor Ihrem Schreibtisch auf.*
2. *Stützen Sie Ihren vorgeneigten Oberkörper mit beiden Unterarmen am Schreibtisch ab.*
3. *Ein Bein leicht beugen, das andere mit angewinkeltem Knie weit nach oben drücken.*
4. *Dann langsam zurück und wiederholen. Ihr Oberkörper sollte sich nicht bewegen.*

**ANZAHL DER WIEDERHOLUNGEN (FÜR ALLE TYPEN):**

*Wiederholen Sie diese Übung 12- bis 15-mal.*

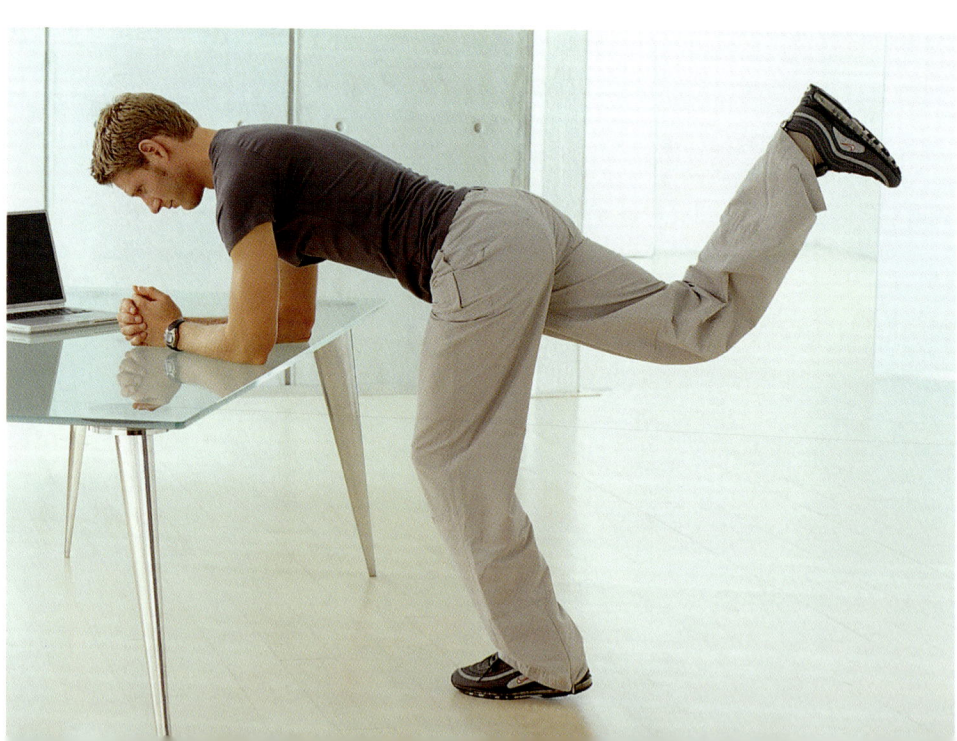

## ➤ Schildkröte

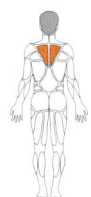

**HAUPTMUSKELGRUPPE:**
Unterer und mittlerer Anteil des
Trapezmuskels
BETEILIGTE MUSKELGRUPPEN:
Keine weiteren

Nackenschmerzen ade! Denn bei der »Schildkröte« schieben Sie Ihre Schultern aus dem verspannten »Nackenpanzer« heraus. So stärken Sie Ihren mittleren Rücken und den Nacken.

**SO GEHT'S:**

1. *Stellen Sie sich mit dem Rücken zum Schreibtisch auf, der Abstand zum Tisch beträgt etwa 10 Zentimeter.*

2. *Gehen Sie so weit in die Knie, dass Sie Ihren aufrechten Oberkörper mit durchgestreckten Armen am Schreibtisch abstützen.*

3. *Ziehen Sie den Bauch fest ein und drücken Sie das Brustbein nach oben.*

4. *Ziehen Sie gleichzeitig Ihren Hinterkopf leicht nach hinten (siehe Bild 1).*

5. *Nun halten Sie diese Spannung und ziehen Ihren Kopf nach unten zwischen die Schultern – wie eine Schildkröte (siehe Bild 2).*

6. *Danach langsam wieder in die Ausgangsposition hochziehen.*

7. *Ihre Arme bleiben stets durchgestreckt, und das Gesäß lassen Sie nah am Schreibtisch. Arbeiten Sie sehr langsam.*

**ANZAHL DER WIEDERHOLUNGEN (FÜR ALLE TYPEN):**

*Führen Sie 2–3 Sätze à 12–15 Wiederholungen durch.*

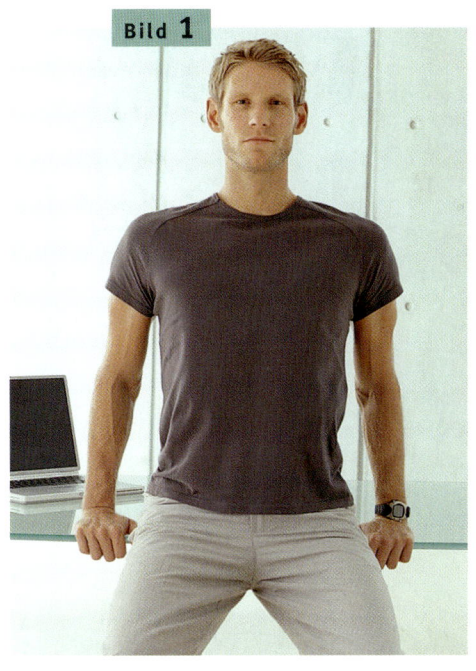

Bild 1

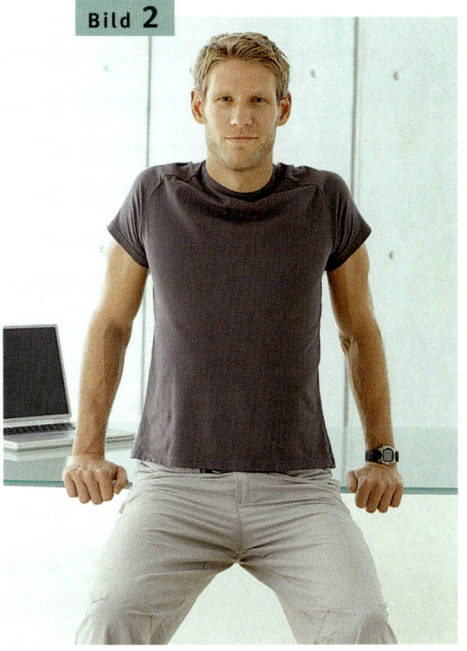

Bild 2

# ➤ Superhero

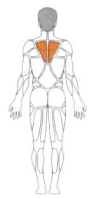

**HAUPTMUSKELGRUPPE:**
Unterer und mittlerer Anteil des
Trapezmuskels
BETEILIGTE MUSKELGRUPPEN:
keine weiteren

Wenn Sie diese Übung mehrmals täglich wiederholen, werden Sie bald merken, wie sich Ihre Körperhaltung verbessert.

**SO GEHT'S:**

1. *Im Sitzen oder Stehen die Schultern ganz breit machen, nach außen, dann leicht nach unten drücken, das Brustbein leicht anheben.*
2. *Halten Sie die Spannung für 8 Sekunden, so fest Sie können. Sie spüren ein leichtes Ziehen zwischen den Schulterblättern. Wenn nicht, ziehen Sie zusätzlich die Schultern noch leicht nach hinten unten.*

**ANZAHL DER WIEDERHOLUNGEN
(FÜR ALLE TYPEN):**

*Einmal für 8 Sekunden anspannen, etwa 8- bis 30-mal über den Tag verteilt.*

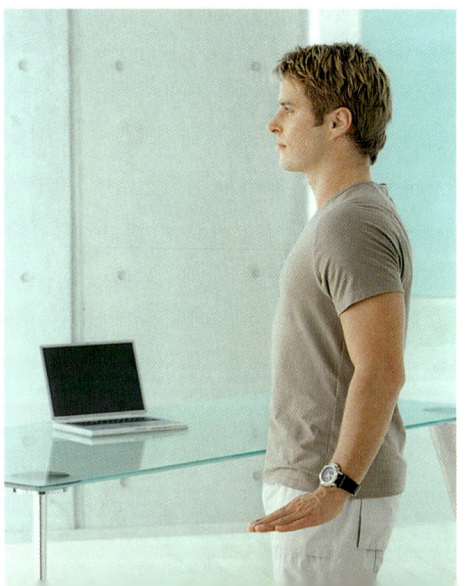

# ➤ Sit-downs

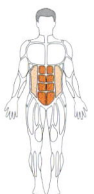

**HAUPTMUSKELGRUPPE:**
gerade Bauchmuskulatur
BETEILIGTE MUSKELGRUPPEN:
schräge Bauchmuskulatur
(Hüftbeuger)

**SO GEHT'S:**

1. *Auf die Vorderkante eines Stuhles setzen und den Rücken an der – starren – Lehne leicht abstützen.*
2. *Stützen Sie den geraden Oberkörper mit durchgestreckten Armen an der Sitzfläche ab.*
3. *Ziehen Sie nun die angewinkelten Beine nach oben und führen Sie sie wieder zurück nach unten, ohne sie auf den Boden abzusetzen.*
4. *Achtung: Halten Sie den Rücken unbedingt gerade und spannen Sie den Bauch während der gesamten Übung fest an. Führen Sie die Übung sehr langsam aus und atmen Sie dabei tief. Bei Rückenschmerzen die Übung abbrechen.*

**ANZAHL DER WIEDERHOLUNGEN
(FÜR ALLE TYPEN):**

*Wiederholen Sie diese Übung 12- bis 15-mal.*

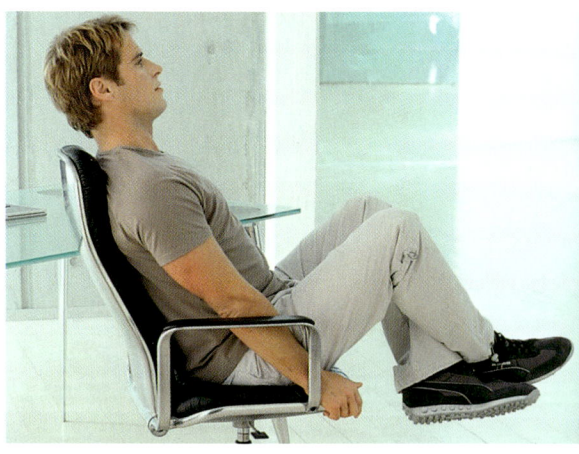

## TIPP

### Faustregeln für Ihr Krafttraining

UNABHÄNGIG von Ihrem Typ, Trainingsziel und Fitness-Zustand gelten folgende Regeln:
- Anfangs optimal: pro Woche 2-mal Training oder 3-mal Splittraining.
- Wenn Sie nicht genug Zeit dafür haben: Einmal ist besser als keinmal. Trainieren Sie dann einmal pro Woche.
- Fortgeschrittene und schlanke Ausdauertypen sollten 3- bis maximal 4-mal pro Woche ein Krafttraining durchführen.
- Je kräftiger Sie sind (ein Hinweis speziell an die Krafttypen), desto häufiger und intensiver sollte Ihr Ausdauertraining werden.

# DIE MANPOWER-KRAFT-TRAININGSPLÄNE

Sie wissen nun, mit welchen Übungen Sie welche Muskeln trainieren können und wie ein optimales Training aufgebaut sein sollte. Gerade am Anfang fällt es aber vielen schwer, sich nach diesen Angaben selbstständig einen ersten Trainingsplan zu erstellen. Deshalb haben wir auf den folgenden Seiten für jeden Typ Beispielpläne erstellt.

## TRAININGSPLÄNE FÜR DEN AUSDAUERTYPEN

Für Sie als Ausdauertyp ist es etwas schwieriger, Muskulatur aufzubauen. Sie sollten deshalb Ihren sportlichen Schwerpunkt auf das Krafttraining legen.
Trainieren Sie dreimal pro Woche – am besten am Morgen.

### Einsteiger-Krafttraining für Ausdauertypen

Sie müssen pro Trainingseinheit nur drei Muskelgruppen trainieren, denn ein Splitprogramm ist für Sie am besten geeignet. Dabei werden an verschiedenen Tagen unterschiedliche Muskelgruppen trainiert. Arbeiten Sie anfangs mit mehr Wiederholungen und leichteren Gewichten. Jede Muskelgruppe braucht mindestens 2 bis 3 Tage Pause.

### Plan A
Beine: Tiefe Kniebeuge (Seite 57)
Bauch: Crunches (Seite 58)
Unterer Rücken: Diagonales Arm- und Beinheben (Seite 59)

### Plan B
Brust: Liegestütz (Seite 60)
Oberer Rücken: Boxer-Übung (Seite 61) und Einarmiges Rudern vorgebeugt (Seite 63)

Daraus ergibt sich folgender Trainingsplan:

|            | Plan A | Plan B |
|------------|:------:|:------:|
| Montag     | ●      | —      |
| Dienstag   | —      | —      |
| Mittwoch   | —      | ●      |
| Donnerstag | —      | —      |
| Freitag    | ●      | —      |
| Samstag    | —      | —      |
| Sonntag    | —      | —      |
| Montag     | —      | ●      |
| Dienstag   | —      | —      |
| Mittwoch   | ●      | —      |
| Donnerstag | —      | —      |
| Freitag    | —      | ●      |

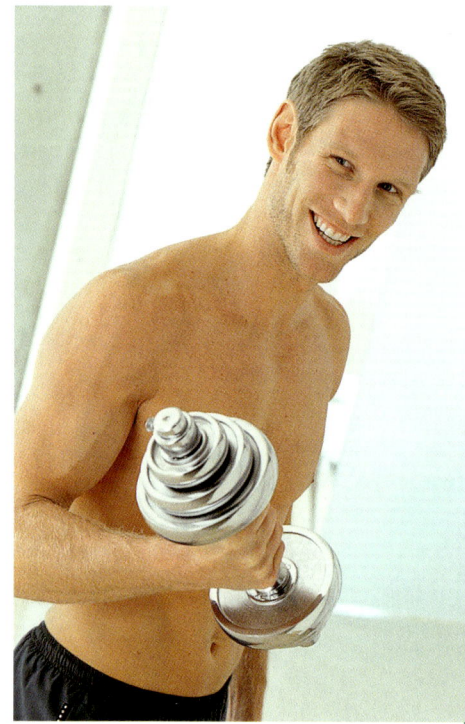

*Der Ausdauertyp muss ein bisschen mehr tun als andere, um Muskeln aufzubauen.*

**Fortgeschrittenen-Krafttraining für Ausdauertypen (nach etwa 8 bis 12 Wochen)**
Da Sie eher schlanke Gliedmaßen haben, gilt es Arme und Beine intensiv zu trainieren. Damit sich Ihre Muskulatur aber nicht zu schnell erschöpft, benötigen Sie zwischen den einzelnen Sätzen Pausen von mindestens einer Minute. Beim Wechsel vom Training einer Muskelgruppe zur nächsten pausieren Sie dann mindestens 4 Minuten.
Für einen erfolgreichen Muskelaufbau Steigern Sie die Intensität Ihres Trainings allmählich, aber konsequent: Um dieses Ziel zu erreichen, arbeiten Sie mit immer

weniger Wiederholungen und immer höheren Gewichten, beginnen Sie mit 3 Sätzen und steigern Sie auf bis zu 5 Sätze. Ihr Splitprogramm könnte so aussehen:

**Plan A**
Beine: Ausfallschrittkniebeuge (Seite 64)
Bauch: Crunches (Seite 58)
Oberer Rücken: Klimmzüge (Seite 69)
Schultern: Seitheben stehend und Schulteraußenrotation (ab Seite 71)
Bizeps: Concentration-Curls (Seite 73)

**Plan B**
Brust: Macho-Liegestütz (Seite 67)
Bauch: Käfer (Seite 65)
Mittlerer Rücken: Einarmiges Rudern vorgebeugt »pro« (Seite 68)
Unterer Rücken: Kreuzheben (Seite 66)
Trizeps: Kickbacks (Seite 74)

Daraus ergibt sich folgender Trainingsplan:

|  | Plan A | Plan B |
|---|:---:|:---:|
| Montag | ● | — |
| Dienstag | — | — |
| Mittwoch | — | ● |
| Donnerstag | — | — |
| Freitag | ● | — |
| Samstag | — | — |
| Sonntag | — | — |
| Montag | — | ● |
| Dienstag | — | — |
| Mittwoch | ● | — |
| Donnerstag | — | — |
| Freitag | — | ● |

## TRAININGSPLÄNE FÜR ATHLETEN

Als Athlet fällt es Ihnen relativ leicht, Muskeln aufzubauen. Absolvieren Sie anfangs zweimal pro Woche Ihr Krafttraining.

### Das Einsteiger-Krafttraining für Athleten
Arbeiten Sie anfangs besser mit größeren Wiederholungszahlen und entsprechend leichteren Gewichten. Geben Sie einer Muskelgruppe mindestens 2 bis 3 Tage Pause, um sich von dem Krafttraining zu erholen.

### Gesamtes Übungsset für Einsteiger
Beine: Tiefe Kniebeuge (Seite 57)
Bauch: Crunches (Seite 58)
Unterer Rücken: Diagonales Arm- und Beinheben (Seite 59)
Oberer Rücken: Boxer-Übung (Seite 61) und Einarmiges Rudern vorgebeugt (Seite 63)

Daraus ergibt sich folgender Trainingsplan:

| | Gesamtes Übungsset |
|---|:---:|
| Montag | ● |
| Dienstag | – |
| Mittwoch | – |
| Donnerstag | – |
| Freitag | ● |
| Samstag | – |
| Sonntag | – |

### Fortgeschrittenen-Krafttraining für Athleten (nach etwa 8 bis 12 Wochen)
Wenn Sie Ihre Muskulatur stärker aufbauen möchten, stellen Sie auf Splittraining um und arbeiten zunehmend schwerer mit geringeren Wiederholungszahlen, aber höheren Gewich-

ten. Beginnen Sie mit 3 und steigern Sie auf 4 Sätze. Legen Sie besonderen Wert auf das Training der Bauch und Rückenmuskulatur.

### Plan A
Beine: Ausfallschrittkniebeuge (Seite 64)
Bauch: Crunches und Käfer (Seite 58 und Seite 65)
Oberer Rücken: Klimmzüge (Seite 69)
Unterer Rücken: Kreuzheben (Seite 66)
Bizeps: Concentration-Curls (Seite 73)

### Plan B
Brust: Macho-Liegestütz (Seite 67)
Bauch: Crunches (Seite 58)
Mittlerer Rücken: Einarmiges Rudern vorgebeugt »pro« (Seite 68)
Schultern: Seitheben stehend und Schulteraußenrotation liegend (ab Seite 71)
Trizeps: Kickbacks (Seite 74)

Daraus ergibt sich folgender Trainingsplan:

| | Plan A | Plan B |
|---|:---:|:---:|
| Montag | ● | – |
| Dienstag | – | – |
| Mittwoch | – | ● |
| Donnerstag | – | – |
| Freitag | ● | – |
| Samstag | – | – |
| Sonntag | – | – |
| Montag | – | ● |
| Dienstag | – | – |
| Mittwoch | ● | – |
| Donnerstag | – | – |
| Freitag | – | ● |

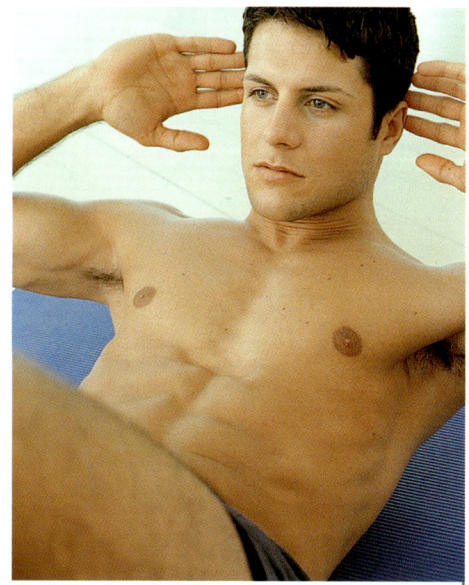

*Der Athlet kommt in der Regel am schnellsten zum Waschbrettbauch.*

Unterer Rücken: Diagonales Arm- und Beinheben (Seite 59)
Oberer Rücken: Boxer-Übung (Seite 61) und Einarmiges Rudern vorgebeugt (Seite 63)

Daraus ergibt sich folgender Trainingsplan:

|           | Gesamtes Übungsset |
|-----------|:------------------:|
| Montag    | ● |
| Dienstag  | — |
| Mittwoch  | — |
| Donnerstag| — |
| Freitag   | ● |
| Samstag   | — |
| Sonntag   | — |

## TRAININGSPLÄNE FÜR DEN KRAFTTYPEN

In der Regel sind Sie eher der etwas kräftigere Typ. Sie brauchen deshalb nur zweimal pro Woche ein Krafttraining.

### Das Einsteiger-Krafttraining für Krafttypen

Ihr Trainingsschwerpunkt sollte in der Kraftausdauer liegen, das heißt, Sie trainieren besser mit leichten Gewichten und führen mehrere Wiederholungen durch. Geben Sie einer Muskelgruppe mindestens 3 Tage Pause, um sich von dem Krafttraining zu erholen.

### Gesamtes Übungsset für Einsteiger

Beine: Tiefe Kniebeuge (Seite 57)
Bauch: Crunches (Seite 58)

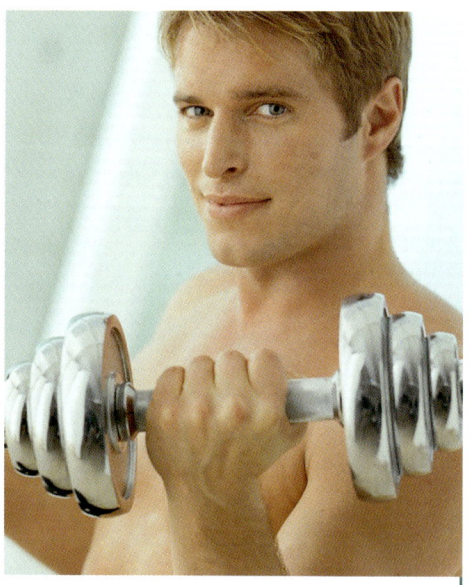

*Der Krafttyp sollte neben dem Muskelaufbau unbedingt seine Ausdauer trainieren.*

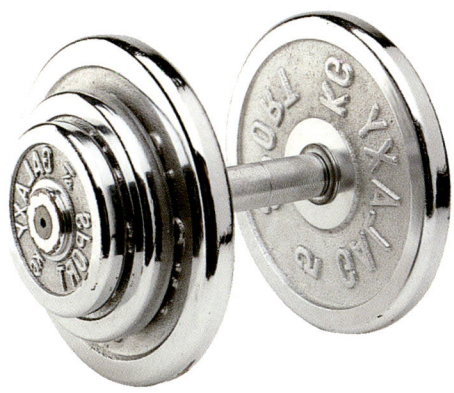

## TIPP

### Und wie geht's weiter?

DIE SPORTLICHE Leistung verbessert sich nicht gleichmäßig, sondern in »Wellenform«, mal rascher, dann wieder eine Zeitlang kaum merklich). Deshalb sollten Sie im 6-bis-8-Wochen-Zyklus den Trainingsschwerpunkt zwischen Kraft, Kraftausdauer und Ausdauer immer wieder verlagern. Innerhalb dieser Belastungsformen sollten Sie zudem regelmäßig die Intensität von Belastungs- und Regenerationsphasen variieren. So muss sich der Körper immer neu anpassen und erst das Training der unterschiedlichen Fähigkeiten im Wechsel verbessert die körperliche Leistungsfähigkeit insgesamt. Komplexe Trainingspläne finden Sie – auch zum Ausdrucken – im Internet. Mehr dazu lesen Sie auf Seite 140.

### Fortgeschrittenen-Krafttraining für Krafttypen (nach etwa 8 bis 12 Wochen)

Da bei Ihnen als Krafttyp die Beine und der Oberkörper wahrscheinlich schon kräftig genug sind, sollten Sie eher Ihren Bauch trainieren.

Legen Sie außerdem ruhig auch immer mal wieder einen Satz zusätzlich zum Training Ihrer Armmuskulatur ein.

Ihr Splittraining könnte dann die folgenden Übungen enthalten:

### Plan A

Beine: Ausfallschrittkniebeuge (Seite 64)
Bauch: Crunches (Seite 58)
Oberer Rücken: Klimmzüge (Seite 69)
Unterer Rücken: Kreuzheben (Seite 66)
Bizeps: Concentration-Curls (Seite 73)

### Plan B

Brust: Macho-Liegestütz (Seite 67)
Bauch: Käfer (Seite 65)
Mittlerer Rücken: Einarmiges Rudern vorgebeugt »pro« (Seite 63)
Schultern: Seitheben stehend und Schulteraußenrotation liegend (ab Seite 71)
Trizeps: Kickbacks (Seite 74)

Daraus ergibt sich folgender Trainingsplan:

| | Plan A | Plan B |
|---|:---:|:---:|
| Montag | ● | — |
| Dienstag | — | — |
| Mittwoch | — | ● |
| Donnerstag | — | — |
| Freitag | ● | — |
| Samstag | — | — |
| Sonntag | — | — |
| Montag | — | ● |
| Dienstag | — | — |
| Mittwoch | ● | — |
| Donnerstag | — | — |
| Freitag | — | ● |

# DAUERPOWER: AUSDAUERTRAINING

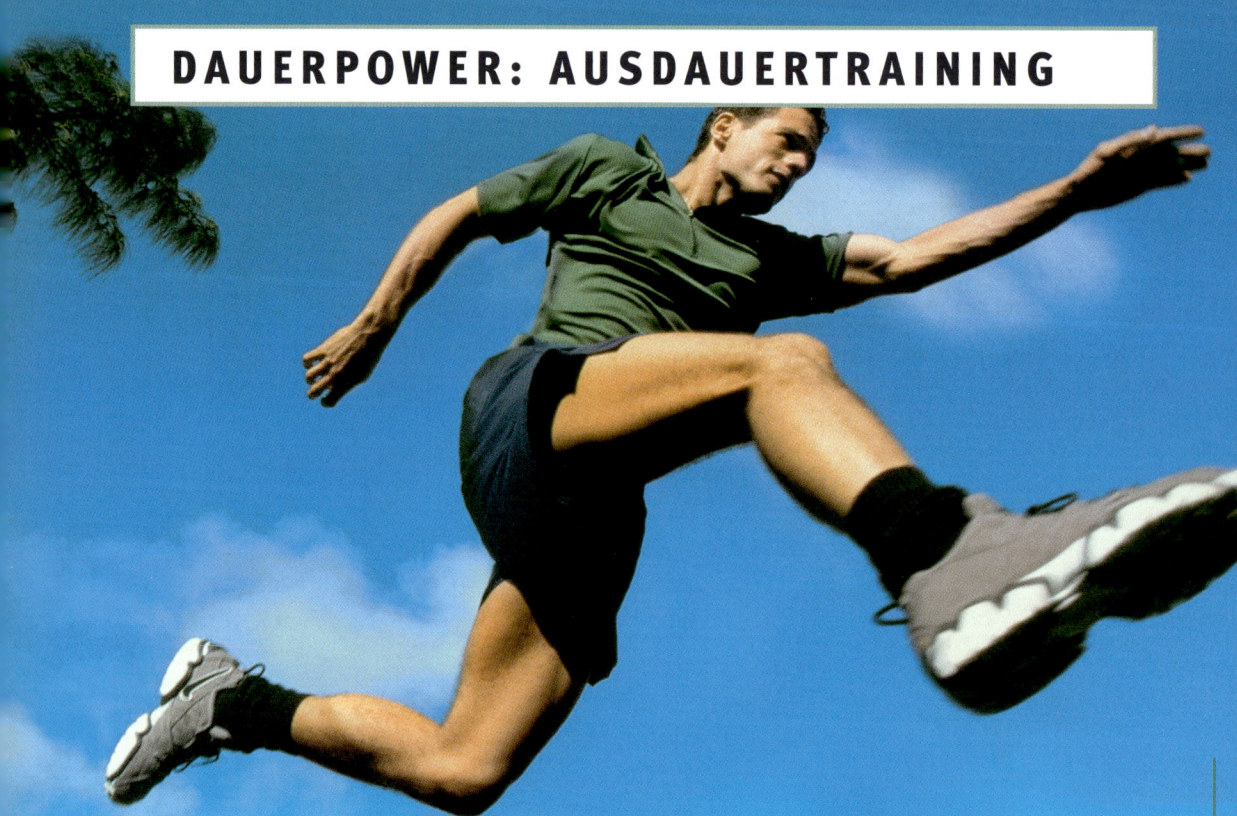

*Ein regelmäßiges Ausdauertraining verhilft Ihnen auch im Alltag – in Beruf, Privatleben und Freizeit – zu mehr Power und besserem Durchhaltevermögen.*

Jeder kennt wohl wenigstens einen Freund oder Kollegen, der regelmäßig joggt, Fahrrad fährt oder einen anderen Ausdauersport treibt. Wen das »Ausdauerfieber« einmal gepackt hat, der will bald nicht mehr auf das gute Gefühl beim Trainieren und vor allem danach verzichten. Und es hat zahlreiche gesundheitliche Vorteile (siehe Kasten rechte Seite).

»Keine Zeit« darf kein Argument gegen das Training sein. Denn selbst wenn Sie beruflich stark eingebunden sind, entscheidet Ausdauertraining maßgeblich darüber, wie fit Sie sich vor, während und vor allem nach Ihrem Arbeitstag noch fühlen.

## SO TRAINIEREN SIE IHRE AUSDAUER

Ausdauertraining hat das Ziel, die Leistung des gesamten Herz-Kreislauf-Systems zu verbessern. Die optimale Wirkung erzielen Sie nur bei ausreichend langer Belastung. Dabei gibt unser Organismus den unteren Grenzwert vor: Er braucht wenigstens etwa 10 Minuten, um sich auf eine Belastung einzustellen. Also muss ein Ausdauertraining wenigstens 10 Minuten ununterbrochen andauern. Es bringt aber auch nichts für Ihre Fitness, bis an die Erschöpfungsgrenze zu gehen. Im Gegenteil: Es gibt eine optimale Trainingsdauer, die von individuellen Faktoren (wie Alter und Trainingszustand) und von der Trainingsintensität abhängt. Meist liegt diese bei 30 bis 45 Minuten. Dabei gilt: Je länger das Training dauert, umso geringer sollte die Trainingsintensität sein – und umgekehrt.

Und wie oft? Trainieren Sie mindestens 2-mal pro Woche – und höchstens 1-mal täglich. Die Trainingshäufigkeit ist für die Verbesserung der Leistung wichtiger als die Trainingsdauer. Das heißt: grundsätzlich lieber öfter und kürzer als seltener und länger trainieren. Ein gutes Maß ist es, wenn Sie wöchentlich etwa 3 bis 5 Trainingseinheiten von 30 bis 45 Minuten bei angemessener Belastung ausführen (siehe auch Ausdauertrainingspläne ab Seite 92).

## WICHTIGE STUDIOGERÄTE ZUM AUSDAUERTRAINING

Wenn Sie nicht gleich im Wald joggen möchten, können Sie die ersten Ausdauereinheiten im Studio angehen: an Crosstrainer, Stepper, Ergometer, Rudermaschine oder Laufband. Das gilt übrigens auch, wenn Sie Gelenkprobleme haben. Falls Sie nur kleine und akute Beschwerden haben, trainieren Sie nach Absprache mit Ihrem Arzt vorübergehend im Fitness-Studio an einem Ausdauergerät, das verletzte Körperteile nicht so belastet wie etwa Laufen. Für ein solches Training ist oft auch keine teure und langfristige Vertragsbindung nötig: Viele Studios bieten die Möglichkeit, mit einer Zehnerkarte zu trainieren. Noch ein Tipp: Wenn Sie ohnehin den ganzen Tag sitzen, sollten Sie beim Ausdauertraining eher stehen, am besten auf Stepper, Langlaufsimulator oder Crosstrainer.

### TIPP

#### Beste Gründe für Ausdauersport

♦ **Rundum gesund**
Mit Ausdauertraining tun Sie viel für Ihre Gesundheit: Muskeln und Sehnen werden gestärkt, die Knochen gefestigt. Die Pumpleistung des Herzens wird erhöht, der Ruhepuls sinkt. All das verbessert Ihre Leistungsfähigkeit – und verringert das Risiko für zahlreiche Krankheiten. Zudem wird das Immunsystem gestärkt.

♦ **Ganz entspannt**
Nach einem anstrengenden Bürotag ist Ihr Körper voller Stresshormone. Werden diese nicht abgebaut, droht der Burn-out: die totale körperliche und mentale Erschöpfung. Folgen Sie einfach Ihrem genetischen Grundmuster: Laufen Sie dem Stress davon!

♦ **Gut drauf**
Ganz nebenbei produziert Ihr Gehirn beim Ausdauertraining auch noch Hormone, die Ihre Stimmung spürbar heben. Läufer sprechen vom »Runner's High«.

♦ **Schön schlank**
Ausdauertraining ist der richtige Weg, um überschüssige Kalorien zu verbrennen: Der Energiestoffwechsel in den Muskelzellen wird verbessert, der gesamte Stoffwechsel angeregt und die Verdauung gefördert.

♦ **Trotz kleiner Beschwerden immer fit**
Bei Gelenkproblemen versuchen Sie es mal mit Ausdauersport im Wasser. Viele Studios und Schwimmbäder bieten Aqua-Jogging an. Auch wegen Asthma bronchiale oder Allergien müssen Sie nicht auf Sport verzichten. Wichtig: Ihre Aufwärmphase sollte mindestens 15 Minuten dauern. Der »Kaltstart« ins Training belastet die Atemwege. Im Zweifelsfall fragen Sie bitte immer Ihren Arzt (siehe auch Seite 19).

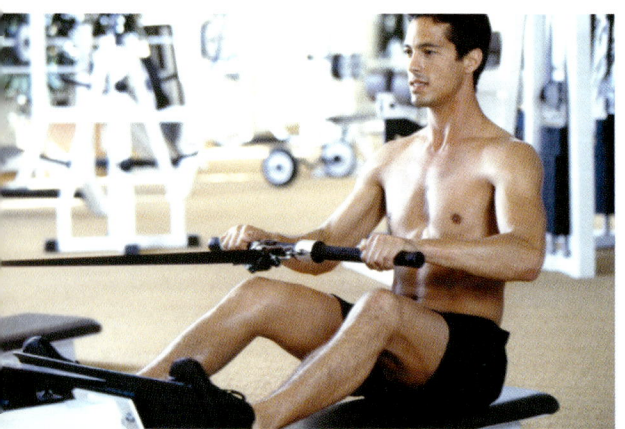

*Rundum fit werden Sie auf der Rudermaschine – und Spaß macht es auch.*

Müssen Sie jedoch sehr viel gehen, stehen oder laufen, sollten Sie beim Ausdauertraining besser sitzen, etwa auf dem Fahrrad oder am Rudergerät.

> *Fahrradergometer*

Es ist als ideales Einsteigergerät einfach zu bedienen – und besonders geeignet für alle, die sonst viel stehen oder gehen müssen.

> *Crosstrainer*

Er trainiert sowohl den Ober- als auch den Unterkörper. Das Training am Crosstrainer ist anfangs nicht so einfach, macht dann aber viel Spaß. Es eignet sich sowohl für Einsteiger als auch Fortgeschrittene. Gerade Einsteiger sollten ihre Pulswerte im Auge behalten und stets im individuell angepassten Bereich trainieren (siehe ab Seite 87).

> *Stepper*

Er bietet ein intensives Ausdauertraining für alle, die sonst viel sitzen. Für Einsteiger ist die Belastung vielleicht anfangs zu hoch – achten Sie darauf, dass Ihre Pulswerte im aeroben Bereich bleiben. Auch die aufrechte Haltung beim Training ist wichtig.

> *Laufband*

Darauf können Sie laufen, walken oder ein Intervalltraining aus beiden Disziplinen durchführen. Intervalltraining und Walken eignen sich besonders gut für Einsteiger, das Laufen eher für Fortgeschrittene.

> *Rudermaschine*

Sie trainiert Ober- und Unterkörper. Es braucht ein wenig Zeit, bis man damit umgehen kann, dann aber macht es viel Spaß. Die Maschine eignet sich für Einsteiger und Fortgeschrittene, besonders für den Krafttypen und alle, die sonst viel stehen oder gehen.

## AEROB UND ANAEROB – WAS IST DAS?

Ganz wichtig beim Ausdauertraining ist die Frage, ob bei der Umwandlung von Nahrungs- in Bewegungsenergie Sauerstoff mit im Spiel ist oder nicht. Ist das der Fall, trainieren Sie im aeroben Bereich.

Anaerob hingegen bezeichnet den Abbau der Kohlenhydrate ohne Sauerstoffzufuhr. Das geschieht bei sehr hoher Belastung der Muskulatur, etwa beim Gewichtheben oder Sprinten. Dabei entsteht als Stoffwechselendprodukt das Salz der Milchsäure, das so genannte Laktat (siehe auch Seite 48). Dieses führt bei längerer Belastung zur Übersäuerung des Muskels. Ab und an kann man trotzdem sehr kurz im anaeroben Bereich trainieren.

Bei der aeroben Arbeit wird den Zellen gerade so viel Sauerstoff zugeführt, wie sie zum Verbrennungsvorgang benötigen (auch Steady State genannt). Unter anderem funktioniert Walking oder Traben nach dem Steady-State-Prinzip. Da die Belastung sehr effizient und ökonomisch ist, könnte sie theoretisch sehr lange anhalten. Ein weiterer wichtiger Begriff beim Ausdauertraining ist die Dauerleistung. Das ist jene Belastung, die längere Zeit möglich ist.

### Wie ermittle ich meinen Belastungspuls?

Entweder Sie arbeiten im Studio an entsprechend ausgestatteten Geräten oder mit Ihrer eigenen Pulsuhr (Herzfrequenz-Messgerät). Pulsmesser sind sehr präzise – und Sie können damit die Beanspruchung während des Trainings messen.

Wer zum ersten Mal einen Pulsmesser trägt, ist oft erstaunt, wie hoch der Puls schon bei geringer Belastung ist. Selbst bei 160 Schlägen pro Minute können sich viele

## TIPP

### Die besten Ausdauertipps

- Sorgen Sie für Abwechslung – trainieren Sie nicht immer dasselbe. Dies führt sonst schnell zu einseitiger Belastung und zu Langeweile beim Training.
- Vermeiden Sie Trainingspausen von mehr als einer Woche.
- Schon vor Beginn des Trainings sollten Sie bis zu 0,75 Liter Flüssigkeit zu sich nehmen und während der körperlichen Belastung von Anfang an in regelmäßigen, kurzen Abständen kleine Mengen trinken, ungefähr alle 10 bis 15 Minuten 200 bis 250 Milliliter.
- Wechseln Sie während einer Trainingseinheit das Gerät oder die Sportart, pausieren Sie nie länger als 1 bis 2 Minuten.
- Nutzen Sie jede Gelegenheit, sich zu bewegen: Lassen Sie Rolltreppe und Fahrstühle links liegen. Parken Sie nicht direkt vor der Tür – gehen Sie ein paar Schritte mehr.

gut unterhalten. Deshalb sollten vor allem Einsteiger mit Pulskontrolle trainieren. Erfahrene Ausdauersportler können sich meist auch ohne Gerät gut einschätzen.

Auch als Anfänger sollten Sie aber besonders in Regenerationsphasen ab und zu ohne Pulsmesser trainieren, so können sie noch besser abschalten und auch die entspannende Wirkung des Ausdauersports wirklich genießen.

Es gibt inzwischen auch Pulsuhren, die zusätzlich Ihre aktuelle Tagesform berücksichtigen können und Ihre für diesen Tag optimale Zielzone (siehe Seite 88) ermitteln. Ein Herzfrequenz-Messgerät besteht in der Regel aus zwei Teilen: dem Brustgurt mit den Elektroden zur Abnahme der Herzfrequenz und dem Armbandempfänger (ähnlich einer Uhr).

## DAS TRAINING IN DER ZIELZONE

Bevor Sie mit Ausdauersport beginnen, ermitteln Sie Ihre aktuelle Zielzone, das ist die Trainingsbelastung, bei der Sie optimal Fett verbrennen.

Die Belastungsintensität beim Training muss individuellen Faktoren wie Alter und Trainingszustand angepasst sein. Die Trainingspläne ab Seite 92 sind in einzelne Level unterteilt. Die Ergebnisse des Fitness-Tests ab Seite 20 helfen Ihnen, sich »Ihrem« Level zuzuordnen. Sollte Ihnen das schwer fallen, beginnen Sie grundsätzlich mit dem niedrigsten Level und wechseln erst in einen höheren Level, wenn das aktuelle Training Sie nicht mehr ausreichend beansprucht. Wichtig ist, dass Sie beim Training immer in Ihrer Zielzone arbeiten. Als grober Richtwert gilt für die Pulsfrequenz die Rechnung: 180 minus Lebensalter.

Wenn Sie es genauer wissen möchten, können Sie mit der Karvonenformel Ihre genaue Trainingsherzfrequenz ermitteln, und zwar getrennt nach den folgenden zwei Sportgruppen:

### Trainingsherzfrequenz beim Rudern und Fahrradfahren

Für alle Ausdauertrainingssportarten, in denen nicht mit dem gesamtem Körpergewicht gearbeitet wird, etwa weil man sitzt, gilt die folgende Formel:

➤ Trainingsherzfrequenz = Ruheherzfrequenz + (220 – Lebensalter – Ruheherzfrequenz) × Faktor (siehe unten)

für Einsteiger Level 1: Faktor 0,6
für Einsteiger Level 2: Faktor 0,65
für Fortgeschrittene Level 1: Faktor 0,7
für Fortgeschrittene Level 2: Faktor 0,75

### Herzfrequenz beim Laufen, Walken, Inlineskaten, Step, Cross und Schwimmen

Für alle Ausdauertrainingssportarten, die vor allem im aufrechten Stand mit dem ganzen Körpergewicht oder gegen den Widerstand des Wassers durchgeführt werden, gilt folgende Formel:

➤ Trainingsherzfrequenz = Ruheherzfrequenz + (220 – $\frac{3}{4}$ Lebensalter – Ruheherzfrequenz) × Faktor (siehe unten)

für Einsteiger Level 1: Faktor 0,6
für Einsteiger Level 2: Faktor 0,65
für Fortgeschrittene Level 1: Faktor 0,7
für Fortgeschrittene Level 2: Faktor 0,75

### Optimales Training im Basis- und High Level

Man kann natürlich nie über einen längeren Zeitraum mit einem exakt gleich bleibenden Pulswert trainieren. Muss man auch nicht. Ziehen Sie von Ihrem Ergebnis 10 Schläge ab, so erhalten Sie Ihren Basis-Level (BL). Dann rechnen Sie 10 Schläge dazu, das ist Ihr High-Level (HL). Diese beiden Werte geben den Bereich an, in dem Sie optimal Fett verbrennen: Ihre Zielzone. Ein Beispiel: Sie sind 30 Jahre, haben einen Ruhepuls von 70 und möchten als absoluter Einsteiger (Level 1) durch Laufen langsam fit werden. Das bedeutet:

➤ Trainingsherzfrequenz = 70 + (220 – 22,5 – 70) × 0,6 = 146,5.
So liegt Ihre Zielzone zwischen 136 (BL) und 156 (HL) Schlägen pro Minute.

# AUSDAUERTRAINING: DIE VIER BESTEN IDEEN

In diesem Kapitel finden Sie Tipps zu vier populären Ausdauersportarten: Walking, Laufen, Radfahren und Schwimmen. Auf weitere Sportarten geht der Sportarten-Kompass ab Seite 30 ein.

## EIN GUTER ANFANG: WALKING

Walking ist eine Ausdauersportart, die fast jeder – unabhängig von Trainingszustand und Alter – durchführen kann. Es ist besonders gelenkschonend und ein hervorragender Fatburner.

### Und das brauchen Sie

Wichtig sind gute und bequeme Schuhe, zum besseren Abrollen möglichst mit hochgezogenem Zehen- und Fersenbereich. Ihre Kleidung sollte locker, bequem und der Witterung angepasst sein. Optimal trainieren Sie mit einem Pulsmesser (siehe Seite 87).

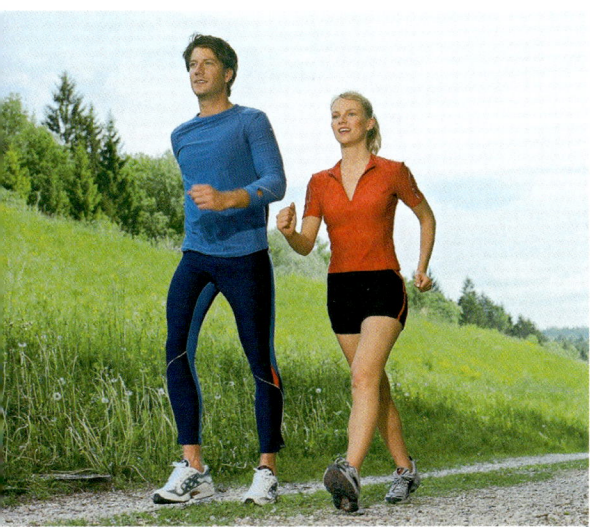

*Walking ist ein Sport für alle: Anfänger und Trainierte, jüngere und ältere Sportler.*

### Einstieg ins Walking: Schritt für Schritt

Fangen Sie erst an, ganz normal zu gehen.
➤ Rollen Sie den Fuß bewusst gleichmäßig von der Ferse bis zu den Zehen ab.
➤ Die Schultern sind entspannt.
➤ Die Füße weisen parallel nach vorn.
➤ Die Ellbogen sind im 90-Grad-Winkel.
➤ Heben Sie Brust und Kinn etwas an und ziehen Sie den Bauch leicht ein.
Wenn Sie wollen, können Sie sich auch durch Walking auf das Laufen vorbereiten. Viele Menschen laufen so selten, dass der gesamte Organismus und Bewegungsapparat sich erst an diese Belastung anpassen muss. Wenn Sie noch kein Läufer sind, aber schon eine Weile walken, versuchen Sie beim Walken immer wieder für 1 Minute zu laufen und dann wieder 5 bis 6 Minuten zu walken. Dann wieder 1 Minute laufen. Verlängern Sie das Laufintervall etwa alle 2 bis 3 Wochen um 1 Minute.

### LAUFEN SIE DEM STRESS DAVON

Laufen wird immer populärer. Selbst prominente Zeitgenossen lassen sich gern laufend sehen, und diverse Stadtmarathons haben sich längst zu Publikumsmagneten entwickelt.
Auch wenn der Marathon nicht Ihr Trainingsziel ist: Laufen ist ein idealer Ausdauersport, da Sie dafür nur wenig Ausrüstung

---

**INFO**

*Dreimal Ursachenforschung*

◆ Sie haben beim Laufen oft Beschwerden im Bereich des Schienbeins?
Ursache ist häufig eine Fehlhaltung des Fußgewölbes – diese sollte unbedingt von einem Orthopäden untersucht werden. Eine orthopädische Einlage für Ihre Sportschuhe beseitigt das Problem oft schon.

◆ Sie haben beim Laufen oder auch manchmal danach Beschwerden im Kniegelenk?
Vielleicht haben Sie sich nach einer längeren Trainingspause einfach zu viel zugemutet und Ihr Kniegelenk überlastet. Trainieren Sie erst wieder, wenn die Beschwerden völlig abgeklungen sind. Laufen Sie in Zukunft eine kürzere Strecke. Geben Sie der Muskulatur ums Knie Zeit, sich aufzubauen: Trainieren Sie anfangs mit mindestens 2 Tagen Pause und steigern Sie sich langsam.

◆ Sie haben häufig Rückenschmerzen nach dem Laufen?
Vielleicht sind Sie auf zu hartem Untergrund gelaufen, haben Technikfehler gemacht oder die Muskeln vor dem Laufen nicht ausreichend gedehnt.

◆ Achtung: Anhaltende Beschwerden sollten Sie vom Orthopäden untersuchen lassen.

benötigen – und auch, weil Sie fast überall laufen können. Vor allem am Anfang sollten Sie mit einem Pulsmesser trainieren.

### Und das brauchen Sie

Bequeme Laufschuhe, lange Laufsocken, lange Funktionsunterwäsche, eine bequeme Laufhose. Alle Kleidungsstücke sollen atmungsaktiv sowie Wind und Wasser abweisend sein. Außerdem benötigen Sie bei kühlerer Witterung eine wärmende Laufweste, eine Laufjacke, leichte Handschuhe und eine Mütze.

### Die richtige Lauftechnik

Es gibt unterschiedliche Lauftechniken. Für Anfänger eignet sich die beim Walking beschriebene am besten (siehe Seite 89). Halten Sie Ihren Blick auf einen Punkt in etwa 30 Metern Entfernung vor sich auf den Boden gerichtet.

### Schritt für Schritt zum Langstreckenläufer

Als Laufeinsteiger sollten Sie sich in den ersten Wochen nicht zu viel zumuten, denn Ihr Körper, vor allem der Bewegungsapparat, braucht Zeit, um sich an die neue Belastung zu gewöhnen. Bewährt hat sich folgendes Einsteigerprogramm:

➤ Starten Sie mit kurzen Einheiten, zum Beispiel 10 Minuten.
➤ Wechseln Sie anfangs zwischen 1-minütigen Lauf- und Walking-Intervallen.
➤ Langsam laufen, in der Zielzone bleiben.
➤ Zu Beginn ist es wichtiger, die Trainingsdauer zu steigern, nicht die Intensität. Versuchen Sie deshalb, sich nach und nach an einen 30-minütigen, langsamen Dauerlauf ohne Walking-Intervalle heranzutasten.
➤ Trainieren Sie regelmäßig!

### Laufen Sie – und Ihr ganzer Körper ist aktiv

Die Koordination ist wichtig. Versuchen Sie zu einem harmonischen Wechsel von Arm- und Beinbewegungen zu kommen: Geht das linke Bein nach vorn, bewegt sich der rechte Arm mit und umgekehrt.

Auch die Atmung nicht vergessen: Atmen Sie durch die Nase ein und den Mund aus, finden Sie dabei Ihren persönlichen Atemrhythmus. Ihre Lauf- und Atemtechnik verbessert sich allmählich und in Schüben. Häufig nehmen Sie das gar nicht bewusst wahr. Laufen Sie öfter gemeinsam mit einem Trainingspartner oder buchen Sie alle paar Wochen einen Laufprofi, der Ihnen hilft, Ihre Technik zu verbessern. Wenn Sie sich eine gute Technik angeeignet haben, ist das Laufen eine Wohltat für den ganzen Körper. Beobachten Sie einmal einen Laufprofi. Seine Bewegungen sind fließend und harmonisch, seine Schritte weit und kraftvoll. Es sieht ein bisschen aus, als würde er fliegen oder schweben. Und es sollte sich auch ein bisschen so anfühlen. Der gesamte Körper und jeder Muskel ist an der Laufbewegung beteiligt.

## BASICS ZUM FAHRRADFAHREN

Radfahren ist in, und zwar nicht erst seit Jan Ullrich und Erik Zabel. Sicher ist das Equipment für das Radfahren teurer als das fürs Laufen. Aber für alle, die gern längere Strecken in freier Natur zurücklegen oder Gelenkbeschwerden haben, ist Radfahren eine gute Alternative zum Laufen.

### Und das brauchen Sie

Neben dem passenden Fahrrad – lassen Sie sich dazu ausführlich in einem guten Sportfachgeschäft beraten – brauchen Sie entsprechende Kleidung – Schuhe und eine spezielle Fahrradhose mit Einlage – sowie eine Trinkflasche, Flickzeug und eine kleine Pumpe. Als Schlechtwetterkleidung tragen Sie am besten eine regen- und winddichte, aber atmungsaktive Jacke und Mütze, gegebenenfalls Handschuhe. Sie können auch mit Pulsmesser trainieren.

Ein zusätzlicher Tipp: Wenn Sie viel in der Stadt fahren, bietet es sich an, Fahrradschläuche mit Autoventilen zu benutzen, da Sie so Ihr Fahrrad an Tankstellen aufpumpen können.

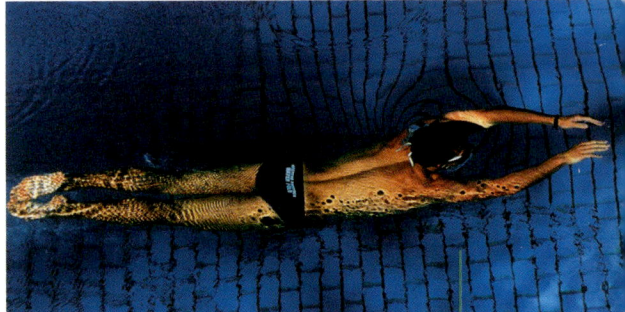

*Mit der richtigen Haltung minimieren Sie den Widerstand des Wassers.*

## FIT IM WASSER: SCHWIMMEN

Durch den Auftrieb des Wassers reduziert sich das Körpergewicht beim Schwimmen um nahezu 90 Prozent. Diese Sportart eignet sich daher hervorragend auch für sehr schwere Männer oder für alle, die unter Gelenkbeschwerden leiden.

### TIPP

#### Schwimmen: Entspannte Tricks

UM DEN Widerstand des Wassers zu verringern, ist die Balance von Kopf und Rumpf wichtig: Schauen Sie auf den Boden des Beckens. Wenn Sie das Gefühl haben, abwärts zu schwimmen, sind Sie auf dem richtigen Weg. Kopf und Wirbelsäule befinden sich in einer geraden Linie. So kommt Ihre Hüfte hoch, und der Beinschlag wird effektiver. Kopf, Körper und Beine müssen in einer Linie bleiben, das reduziert den Widerstand erheblich. Außerdem sind Ihre Nackenmuskeln wesentlich entspannter.

Wenn Sie gelegentlich Rückenprobleme haben, fragen Sie vorab Ihren Arzt, welchen Schwimmstil er Ihnen empfehlen kann.

*Und das brauchen Sie*

Vergessen Sie neben Badehose, Schwimmbrille und Badekappe auch Duschgel und Shampoo nicht. Ein Tipp: Falls es in Ihrem Schwimmbad erlaubt ist, mit Flossen zu schwimmen, versuchen Sie es doch mal damit! Wichtig: Keine Taucherflossen kaufen, sondern spezielle Schwimmflossen.

*Gefragt: Technik, Ausdauer und Balance*

Die meisten Schwimmer konzentrieren sich auf ihre Arm- und Beintechnik. Aber da Wasser 1000-mal dichter als Luft ist, sollten Sie stattdessen vor allem den Widerstand des Wassers verringern, wenn Sie schneller werden möchten: Ein Schwimmer, der seine Körperposition im Wasser unter diesem Gesichtspunkt optimiert, kann etwa 20 bis 30 Prozent schneller werden. Der Schlüssel zum Erfolg liegt darin, den Körper ins Gleichgewicht zu bringen (siehe Kasten links) – das verbessert die Effizienz und die Geschwindigkeit.

# DIE MANPOWER-AUS-DAUERTRAININGSPLÄNE

Bei den folgenden typgerechten Trainingsplänen entscheiden Sie selbst, welche Form des Ausdauertrainings Sie wählen. Hier ein paar grundlegende Anmerkungen dazu:

➤ Beginnen Sie mit dem ersten Level und wechseln Sie erst in den nächsten, wenn das aktuelle Training für Sie keine Schwierigkeit mehr darstellt. Wichtig ist, dass Sie in Ihrer Zielzone (siehe ab Seite 87) arbeiten.

➤ Die Pläne basieren auf einer wechselnden Belastung. Das heißt, vor allem das Training für Fortgeschrittene sollte längere Ausdauereinheiten ebenso wie Intervalleinheiten enthalten. Mit Intervalltraining ist der regelmäßige Wechsel zwischen Belastung und Entlastung gemeint. In den Plä-

nen werden dabei die Begriffe High-Level (HL) und Basis-Level (BL) verwendet. HL steht für die Belastungsphase, BL für die Entlastungsphase. Diese beiden Werte geben an, in welchem Rahmen sich Ihr Puls während des Trainings optimal bewegen sollte (siehe auch Seite 88).

➤ Gönnen Sie sich jeweils nach der längsten Trainingseinheit einen Ruhetag.

## TIPPS FÜR AUSDAUERTYPEN

Sie bringen von vornherein beste Voraussetzungen für das Ausdauertraining mit. Sie sollten lediglich zusätzlich Muskeln aufbauen, um Ihre Gelenke zu schützen. Falls Ihre Muskulatur noch nicht so ausgeprägt ist, sollte das Ausdauertraining insgesamt etwas weniger umfangreich sein als bei den

| Leistungs-stufe | Anzahl der Ausdauer-Trainingseinheiten pro Woche | Dauer der Trainingseinheiten in der Zielzone in Minuten | Anzahl der Trainingseinheiten pro Woche mit Intervalltraining pro Einheit | Dauer der ausgedehnteren Ausdauereinheiten |
|---|---|---|---|---|
| Einsteiger Level 1 | 1 bis 2 | 10 bis 15 | keine | keine |
| Einsteiger Level 2 | 2 bis 3 | 20 bis 30 | Eine Einheit Intervalltraining im Wechsel 6 Min. BL und 2 Min. HL | Eine Einheit dauert 40 Min. |
| Fortgeschrittene Level 1 | 3 bis 4 | 30 bis 40 | Eine Einheit Intervalltraining im Wechsel 5 Min. BL und 3 Min. HL | Eine Einheit dauert 45 Min. |
| Fortgeschrittene Level 2 | 4 | 40 bis 45 | Zwei Einheiten Intervalltraining im Wechsel 2 Min. BL und 5 Min. HL | Eine Einheit dauert 50 Min. |

anderen Körpertypen. Ihren individuellen Trainingsplan finden Sie auf Seite 92 unten. Am besten eignen sich für Sie Ausdauertrainingsformen wie Step-, Cross- oder Ski-Langlauftrainer, Inlineskating, Walking, Laufen, also alle Ausdauersportarten, die weitgehend im aufrechten Stand durchgeführt werden und bei denen mit dem ganzen Körpergewicht gearbeitet wird.

## AUSDAUER FÜR DEN ATHLETEN

Ihre Power und Ihre Stimmung schwanken oft. Deshalb ist für Sie die beruhigende und stabilisierende Wirkung eines gemäßigten, aber regelmäßigen Trainings in Ihrer persönlichen Zielzone wichtig. Aber Achtung: Sie neigen dazu, sich völlig zu verausgaben. Nutzen Sie Ihr Ausdauertraining unbedingt

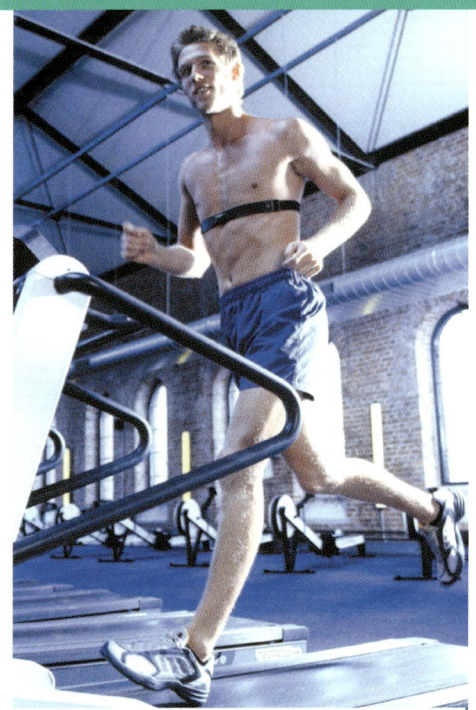

*Ob im Studio oder im Freien: Laufen bringt Sie auf jeden Fall in Schwung.*

| Leistungs-stufe | Anzahl der Aus-dauer-Trainings-einheiten pro Woche | Dauer der Trai-ningseinheiten in der Zielzone in Minuten | Anzahl der Trai-ningseinheiten pro Woche mit Intervalltraining pro Einheit | Dauer der aus-gedehnteren Ausdauerein-heiten |
|---|---|---|---|---|
| Einsteiger Level 1 | 1 bis 2 | 10 bis 15 | keine | keine |
| Einsteiger Level 2 | 2 bis 3 | 20 bis 30 | Eine Einheit Inter-valltraining im Wechsel 6 Min. BL und 3 Min. HL | Eine Einheit dauert 40 Min. |
| Fortgeschrittene Level 1 | 3 bis 4 | 35 bis 40 | Eine Einheit Inter-valltraining im Wechsel 4 Min. BL und 4 Min. HL | Eine Einheit dauert 50 Min. |
| Fortgeschrittene Level 2 | 4 bis 5 | 40 bis 50 | 2 bis 3 Einheiten Intervalltraining im Wechsel 1 Min. BL und 6 Min. HL | Eine Einheit dauert 60 Min. |

auch als entspannenden Ausgleich und trainieren Sie nicht zu intensiv!

Sind Sie auch ein Mensch, der sich sehr schnell langweilt? Sorgen Sie beim Training für Abwechslung: Wechseln Sie häufiger die Trainingsformen, beim Indoor-Training helfen Fernseher, Walkman oder nette Gesellschaft, Monotonie zu verhindern. Oder probieren Sie Tae Bo, Mountainbike fahren, Inlineskating, Rudern und Jogging aus (siehe auch Empfehlungen ab Seite 30). Ihren Trainingsplan finden Sie auf Seite 93.

### SO TRAINIERT DER  KRAFTTYP

Das Beste, was Sie für sich tun können, ist regelmäßiges und häufiges Ausdauertraining. Da Sie sehr kräftig sind und leider auch dazu neigen, Fett anzulagern, müssen

Sie von allen Typen am meisten und häufigsten Ihre Ausdauer zu trainieren. Ein Trost: Da in Ihnen ungeheure Energiereserven stecken, fällt Ihnen nach einer kurzen Eingewöhnung das Training auch leichter als allen anderen!

Ausdauertraining hilft Ihnen, Stress abzubauen und Ihre innere Mitte zu finden. Geeignete Sportarten sind für Sie: Walking oder Laufen, Bahnenschwimmen, Aqua-Jogging, Step-Aerobic oder Steptraining, Radfahren, Inlineskating oder Training auf dem Crosstrainer.

Besonders gut sind Sportarten, die Oberkörperbewegungen mit einbeziehen und bei denen Ihre Arme sich mitbewegen oder mitschwingen können, vor allem das Rudern (der Trainingsplan für Krafttypen siehe unten).

| Leistungs-stufe | Anzahl der Aus-dauer-Trainings-einheiten pro Woche | Dauer der Trai-ningseinheiten in der Zielzone in Minuten | Anzahl der Trai-ningseinheiten pro Woche mit Intervalltraining pro Einheit | Dauer der aus-gedehnteren Ausdauerein-heiten |
|---|---|---|---|---|
| Einsteiger Level 1 | 1 bis 2 | 10 bis 20 | keine | keine |
| Einsteiger Level 2 | 3 bis 4 | 25 bis 35 | Eine Einheit Intervalltraining im Wechsel 6 Min. BL und 1 Min. HL | Eine Einheit dauert 40 Min. |
| Fortgeschrittene Level 1 | 5 bis 6 | 40 bis 50 | Eine Einheit Intervalltraining im Wechsel 5 Min. BL und 2 Min. HL | Eine Einheit dauert 60 Min. |
| Fortgeschrittene Level 2 | 6 | 50 bis 60 | Zwei Einheiten Intervalltraining im Wechsel 6 Min. BL und 3 Min. HL | Eine Einheit dauert 75 Min. |

# AUSDAUER SPEZIAL: FATBURNING

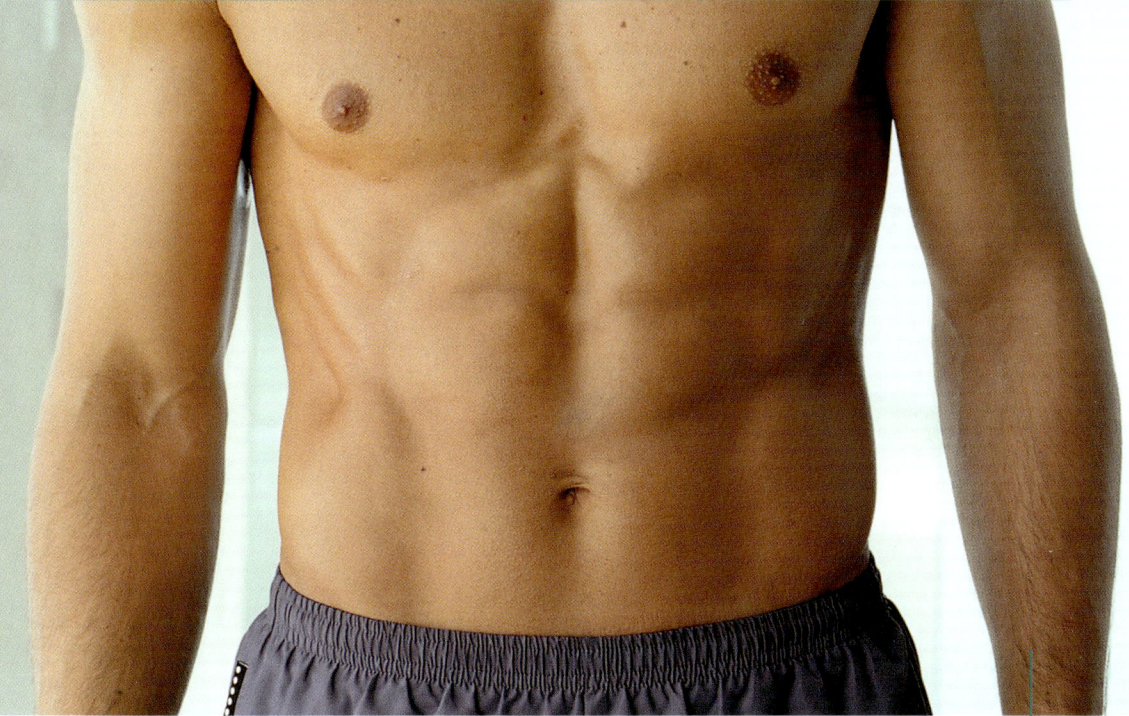

*Eine gut definierte Bauchmuskulatur sieht nicht nur eindrucksvoll aus: Sie sorgt auch für eine gute Haltung und hilft dem Rücken, stark zu bleiben.*

Wenn Männer Sport treiben, ist eine der am häufigsten gestellten Fragen wohl die nach dem Waschbrettbauch oder vielmehr: die nach der Zauberformel zum schnellen Abnehmen. Klar, das eine oder andere Fettpölsterchen hat fast jeder zu viel. So ist es kein Wunder, dass sich gerade darum unzählige Mythen, Märchen und Missverständnisse ranken. Die unterschiedlichsten, teilweise widersprüchlichen Aussagen lauten zum Beispiel:

➤ Immer gleichmäßig mit niedriger bis mittlerer Intensität trainieren, mindestens 45 Minuten lang: Vorher werden nur Kohlenhydrate und keine Fette verbrannt.

➤ Muskelaufbau fördert Fettabbau – wegen des steigenden Energiebedarfs.

➤ Kurze drastische Intensitätssteigerungen wie Sprints bei sonst gleichmäßigem Tempo bringen das Fett zum Schmelzen.

➤ Man sollte mehr Eiweiß und weniger Kohlenhydrate essen.

➤ Mit nüchternem Magen trainieren oder vor dem Training einen Kaffee trinken.

Die Liste ließe sich nahezu beliebig verlängern. Doch die Annahme, dass all diese Vorschläge für Ihre individuelle Situation die richtigen sind, ist genauso unsinnig wie die, dass alle Männer die Schuhgröße 43 wählen sollten, da diese statistisch gesehen die »eigentlich richtige« wäre. Auf den folgenden Seiten werden Sie erfahren, welche Tipps für Sie und Ihren Trainingszustand die effektivsten sind. Denn Fatburning ist im Wesentlichen die Kombination aus individuellem Ausdauertraining (siehe ab Seite 84) und einer gesunden, typgerechten Ernährung (siehe ab Seite 116).

## PROBLEME: GANZ INDIVIDUELL

Wie Sie schon im ersten Kapitel (siehe ab Seite 11) gesehen haben, kämpfen die unterschiedlichen Körpertypen auch mit unterschiedlichen Problemzonen. Das heißt, bei jedem sammelt sich das Fett an anderen Körperstellen ganz besonders an.

*Der Ausdauertyp : Erhalten Sie Ihre Eleganz*
Mit Sport und richtiger Ernährung wirken Sie schlank und sehr geschmeidig, Ihre Muskulatur entwickelt sich so, dass Ihr Körper ein sehr harmonisches Gesamtbild abgibt. Wenn Sie eine Weile keinen Sport treiben, setzt sich überschüssiges Körperfett wahrscheinlich zuerst in der Region unterhalb des Bauchnabels ab.
Erst wenn Sie längere Zeit keinen Sport treiben und sich nicht typgerecht ernähren, verteilt sich schließlich überschüssiges Fett am ganzen Körper gleichmäßig.

*Der Athlet : Ohne Sport droht der Rettungsring*
Bei ausgewogenem Training und optimaler Ernährung wirken Sie schlank, aber wohlproportioniert – fast wie ein antiker Olympionike. Körperkonturen wie die Schlüsselbeinknochen zeichnen sich ab und verstärken den Eindruck von Vitalität und Sportlichkeit. Wenn Sie eine Weile keinen Sport treiben, droht auch Ihnen der »Rettungs-

ring« um die Taille. Sind Sie längere Zeit sportlich nicht aktiv und ernähren Sie sich nicht optimal, verteilt sich das überschüssige Körperfett nicht nur auf einen immer üppigeren Rettungsring, sondern auch an der Vorderseite der Oberschenkel sowie an den Trizepsen.

*Der Krafttyp : Bleiben Sie ein starker Typ*
Bei passendem Training und richtiger Ernährung haben Sie einen kräftigen Oberkörper, einen eher kürzeren Hals, einen eckigen Kiefer, der Brustkorb wirkt sehr kompakt. Kurzum: eine stämmige und kantige Erscheinung, die eine nahezu urwüchsige Kraft symbolisiert.
Wenn Sie eine Weile keinen Sport ausüben, bekommen Sie recht schnell einen kugeligen, großen Bauch. Und wenn Sie längere Zeit keinen Sport treiben, sich schlecht und nicht typgerecht ernähren, lagert sich schließlich das überschüssige Körperfett nicht nur am Bauch, sondern auch an Brustkorb, Rücken und Trizeps an, also vorwiegend am Oberkörper.

## FETT – RACHE DER EVOLUTION

Unsere Urahnen hatten keine Probleme mit dem Gewicht: Sie mussten erst einmal erjagen, was sie verspeisen wollten. Das war anstrengend – und zugleich gesund. Für Zeiten, in denen es wenig zu essen gibt, speichert der Körper damals wie heute einen Energievorrat in Form von Fett. Diese Reserve wird aber nur angezapft, wenn das Nahrungsangebot deutlich gesunken ist. Zusätzlich fährt das gesamte Stoffwechselgeschehen einen Gang runter.
Gibt es dann wieder etwas zu essen, werden zuerst die Fettspeicher wieder aufgefüllt,

(siehe ab Seite 116)

## TIPP

### *Die besten Tipps gegen das Fett*

♦ **Konsequent bleiben:** Häufige lange Trainingseinheiten bringen mehr als kurze, intensive. Steigern Sie sich langsam.

♦ **Das richtige Maß finden:** Wenn Sie nur 1- bis 2-mal die Woche Ihr Fatburner-Programm durchführen, sollten Sie das im oberen Bereich Ihrer Zielzone tun. Bei 3- bis 5-mal pro Woche trainieren Sie mit niedriger bis mittlerer Pulsfrequenz Ihrer Zielzone.

♦ **Langeweile vermeiden:** Wechseln Sie regelmäßig die Sportart oder das Gerät.

♦ **Frisch bleiben:** Trinken Sie während des Trainings viel, am besten Wasser.

♦ **Nicht übertreiben:** Um schnell, aber auch gesund abzunehmen, sollten Sie schließlich pro Woche bis zu 2500 bis 3500 Kalorien durch Sport zusätzlich verbrennen. Auch Fortgeschrittene sollten nicht mehr als 4500 Kalorien pro Woche zusätzlich verbrauchen. Stellen Sie auch Ihre Ernährung um. Erst die Kombination aus regelmäßigem Training und Ernährung bringt den Erfolg.

♦ **Nicht ungeduldig werden:** Fettverbrennung dauert, und es gibt keine Wundermittel! Bleiben Sie konsequent dabei, steigern Sie sich allmählich. Am Anfang purzeln die Pfunde schneller, später langsamer. Steigern Sie allmählich die Intensität – dann purzeln sie weiter. Gerade am Anfang brauchen Sie immer mindestens 1 bis 2 Tage Pause zwischen den Trainingseinheiten.

♦ **Erfolge wahrnehmen:** Behalten Sie Ihren Taillenumfang im Auge. Sichtbare Erfolge haben und sich diese bewusst machen – das ist die beste Motivation.

♦ **Sich selbst belohnen:** Passt die Hose von vor fünf Jahren wieder? Kaufen Sie eine neue in derselben Größe.

und dann erst wird der Stoffwechsel wieder hochgefahren. Dieser evolutionsbiologische Kniff sicherte unseren Vorfahren das Überleben – und uns heute leider den berühmten Jo-Jo-Effekt nach Diäten. Heute müssen wir trainieren, um abzunehmen.

# DER RICHTIGE SPORT, DAS RICHTIGE ESSEN

Um wirklich effektiv überflüssiges Körperfett abzubauen, sind sowohl eine gesunde, typgerechte Ernährung (siehe ab Seite 116) als auch ein individuell abgestimmtes Ausdauertraining nötig.

Wie schon erwähnt, gibt unser Körper aufgrund der Evolutionsgeschichte seine Fettreserven nicht so gern her: Bei kurzen, intensiven Belastungen werden immer zuerst Kohlenhydrate verbrannt. Das ist für unseren Stoffwechsel leichter zu bewerkstelligen – und die Kohlenhydratspeicher werden bei der nächsten Nahrungsaufnahme sofort wieder aufgefüllt.

Erst bei längeren Ausdauerbelastungen von niedriger bis mittlerer Intensität geht es »ran an den Speck«. Deshalb unterscheidet sich Fettstoffwechseltraining vom eigentlichen Ausdauertraining.

### AUF SCHNELLEM WEG ZUM WASCHBRETTBAUCH?

Bauchmuskeln wie Brad Pitt: Davon träumen viele. Leider kann man nicht gezielt an bestimmten Körperstellen Fett abbauen. Wo beim Abnehmen zuerst Fett verschwindet, ist bei jedem verschieden – individuell und genetisch bedingt. Häufig ist das Fett an Bauch und Taille sogar am hartnäckigsten! Aber lassen Sie sich nicht entmutigen: Nutzen Sie die typgerechten Trainingspläne (ab Seite 99) und beachten Sie die folgenden Grundsätze für das Bauchtraining:

➤ Ein moderates Ganzkörper-Ausdauertraining bringt Ihnen mehr als nur gezielte Bauchmuskelübungen.

➤ Viele Wiederholungszahlen (etwa 20 bis 25) bei geringerer Belastung stabilisieren den Rumpf und verbessern die Haltung, formen aber nicht immer auch einen Waschbrettbauch.

➤ Wenige – etwa 10 bis 15 – Wiederholungen, die entweder sehr langsam oder mit zusätzlichen Gewichten absolviert werden, führen letztlich – wenn entsprechend wenig Körperfett vorhanden ist – auch zum Waschbrettbauch.

Also: Fatburning-Programme sind nur dann erfolgreich, wenn Sie Ihre Ernährung umstellen und zugleich ein maßgeschneidertes Ausdauertraining durchführen.

## RAN AN DEN SPECK!

Im Prinzip ähneln die Programme zum Fettabbau denen zum Ausdauertraining. Entscheidende Unterschiede sind, dass man die Zielzone für das Training anders definiert und beim Fatburning mit Leistungsspitzen arbeitet.

### DIE FATBURNING-ZIELZONE

Das Trainieren in der Zielzone haben Sie bereits kennen gelernt (siehe Seite 88). Für das Fatburning gelten etwas andere Formeln. Auch hier kommen im Wesentlichen zwei Gruppen von Sportarten in Frage:

### *Der Puls zum Rudern und Fahrradfahren*

Für alle Ausdauertrainingssportarten, in denen nicht mit gesamtem Körpergewicht gearbeitet wird, weil man sitzt oder vom Wasser getragen wird, gilt folgende Formel:

➤ Trainingsherzfrequenz = Ruheherzfrequenz + ((220 – Lebensalter – Ruheherzfrequenz) × Faktor (siehe unten) – 10

für Einsteiger Level 1: Faktor 0,6
für Einsteiger Level 2: Faktor 0,65
für Fortgeschrittene Level 1: Faktor 0,7
für Fortgeschrittene Level 2: Faktor 0,75

### *Der richtige Puls beim Laufen, Walking, Inlineskating, Stepp, Cross und Schwimmen*

Für alle Ausdauertrainingssportarten, die vorwiegend im aufrechten Stand mit Einsatz des ganzen Körpergewichts oder gegen den Widerstand des Wassers durchgeführt werden, gilt die folgende Formel:

➤ Trainingsherzfrequenz = Ruheherzfrequenz + (220 – $^3/_4$ Lebensalter – Ruheherzfrequenz) × Faktor (siehe unten) – 10

für Einsteiger Level 1: Faktor 0,6
für Einsteiger Level 2: Faktor 0,65
für Fortgeschrittene Level 1: Faktor 0,7
für Fortgeschrittene Level 2: Faktor 0,75

### TRAINING IM OPTIMALEN PULSBEREICH

Wie beim Ausdauertraining errechnen Sie auch beim Fatburning Ihren High-Level (HL) und den Basis-Level (BL) (siehe ab Seite 88). Diese Werte stecken den Bereich ab, in dem Sie optimal Fett verbrennen: Ihre Fatburning-Zielzone.

Ein Beispiel: Sie sind 40 Jahre, fortgeschrittener Sportler (Level 2), haben einen Ruhepuls von 60 und möchten ein paar überflüssige Pfunde beim Radfahren wegtrainieren. Das ergibt nach der genannten Formel folgende Berechnung:

➤ Trainingsherzfrequenz = 60 + ((220 − 40 − 60) × 0,7) − 10 = 134.
So liegt Ihre Zielzone zwischen 124 (BL) und 144 (HL) Schlägen pro Minute.

*So kontrollieren Sie den Fettverbrennungspuls*
Arbeiten Sie im Studio an entsprechenden Geräten oder mit Ihrer eigenen Pulsuhr. Teure Modelle können inzwischen sogar an den PC angeschlossen werden, was umfangreiches Protokollieren und Auswerten möglich macht. Pulsmesser an den Ausdauergeräten des Fitness-Studios können einigermaßen genaue Angaben über die verbrauchte Kalorienzahl nur machen, wenn Sie auch Kenndaten wie Ihr Alter, Gewicht, Größe und Ihr Geschlecht eingeben.

# DIE FATBURNER-TRAININGSPLÄNE

Bei den folgenden Trainingsplänen entscheiden Sie – wie bei den Ausdauerprogrammen – selbst, welche Sportarten Sie wählen – Laufen, Walken, Step oder andere. Es gelten außerdem die selben grundlegenden Anmerkungen zu den Trainingsplänen wie beim Ausdauertraining (siehe Seite 92).

## FATBURNER-TRAINING FÜR AUSDAUERTYPEN

Der häufig ausgesprochene Tipp, durch Muskelaufbau auch den Fettstoffwechsel anzukurbeln, gilt am stärksten für Ihren Körpertypus. Sie haben eine natürliche Begabung für Ausdauertraining und sind sehr zäh. Doch Sie benötigen häufig ein zusätzliches Muskelaufbautraining. Deshalb sollten Sie anfangs das Ausdauer- und Fettverbrennungstraining insgesamt weni-

| Leistungs-stufe | Anzahl der Trainingseinheiten pro Woche | Dauer der Trainingseinheiten in der Zielzone in Minuten | Anzahl der Trainingseinheiten pro Woche mit Leistungsspitzen (LS) pro Einheit | Dauer der ausgedehnten Ausdauereinheiten |
|---|---|---|---|---|
| Einsteiger Level 1 | 1 bis 2 | 10 bis 15 | keine | keine |
| Einsteiger Level 2 | 2 bis 3 | 20 bis 30 | 1 Einheit mit 2 LS | Eine Einheit dauert 40 Min. |
| Fortgeschrittene Level 1 | 3 bis 4 | 30 bis 40 | 2 Einheiten mit 3 LS | Eine Einheit dauert 45 Min. |
| Fortgeschrittene Level 2 | 4 | 40 bis 45 | 2 Einheiten mit 4 bis 5 LS | Eine Einheit dauert 50 Min. |

ger umfangreich als die anderen Körpertypen planen – und dafür mit Krafttraining Muskeln aufbauen.

Am besten, Sie trainieren anfangs sehr gleichmäßig mit einer mittleren Pulsintensität in Ihrer Zielzone (siehe ab Seite 87). Als Fortgeschrittener können Sie dann eher im oberen Bereich trainieren. Ein ständiger Intensitätswechsel im Minutentakt ist für Sie nicht so sinnvoll. Grundsätzlich sollten Sie auch nicht länger als 45 Minuten mit völlig nüchternem Magen trainieren. Eine leichte Apfelschorle – aus 30 Prozent Apfelsaft und 70 Prozent Mineralwasser – regt Ihren Stoffwechsel an und stärkt Ihr Durchhaltevermögen.

Am besten geeignet sind für Sie Ausdauertrainingsformen wie Step-, Cross- oder Skilanglauftrainer, Inlineskating, Walking und Laufen – also alle Ausdauersportarten, die weitgehend im aufrechten Stand mit Einsatz des ganzen Körpergewichts durchgeführt werden können.

## FÜR ATHLETEN: DER ABSCHIED VOM RETTUNGSRING

Auch für Sie gilt: Ein Muskelaufbau kurbelt Ihren Fettstoffwechsel optimal an. Genauso wirksam und notwendig ist für Sie jedoch auch ein regelmäßiges Ausdauertraining. Aber Achtung: Athleten neigen häufig dazu, zu viel zu tun und sich dabei völlig zu verausgaben. Achten Sie deshalb immer auch darauf, dass Sie nicht zu intensiv trainieren.

Ein gleichmäßiges Ausdauertraining in Ihrer Zielzone hilft Ihnen am ehesten, überflüssiges Fett loszuwerden.

Da Sie wahrscheinlich zu den Menschen gehören, die gern immer einmal wieder etwas Neues ausprobieren, sorgen Sie beim Training vor allem für Abwechslung. Vielleicht probieren Sie es einmal mit interessanten Sportarten wie Tae Bo (siehe auch Seite 36), Mountainbiking, Inlineskating, Rudern und Jogging.

| Leistungs-stufe | Anzahl der Trainingseinheiten pro Woche | Dauer der Trainingseinheiten in der Zielzone in Minuten | Anzahl der Trainingseinheiten pro Woche mit Leistungsspitzen (LS) pro Einheit | Dauer der ausgedehnten Ausdauereinheiten |
|---|---|---|---|---|
| Einsteiger Level 1 | 1 bis 2 | 10 bis 15 | keine | keine |
| Einsteiger Level 2 | 2 bis 3 | 20 bis 30 | 1 Einheit mit 3 LS | Eine Einheit dauert 40 Min. |
| Fortgeschrittene Level 1 | 3 bis 4 | 35 bis 40 | 2 Einheiten mit 5 LS | Eine Einheit dauert 50 Min. |
| Fortgeschrittene Level 2 | 4 bis 5 | 40 bis 45 | 2 Einheiten mit 5 bis 6 LS | Eine Einheit dauert 60 Min. |

## SO BEKOMMEN KRAFTTYPEN IHR FETT WEG

Muskelkrafttraining eignet sich für Sie weniger zum Fettabbau. Für Sie ist ein regelmäßiges und häufiges Ausdauertraining (siehe ab Seite 84) besser. Da Sie sehr kräftig sind, aber leider auch dazu neigen, rasch Fett anzulagern, müssen Sie von allen Körpertypen am meisten und häufigsten Ihre Ausdauer trainieren.

Geeignete Sportarten sind für Sie: Walking oder Laufen, Schwimmen, Aqua-Jogging, Step-Aerobic oder Steptraining, Radfahren oder Inlineskating (siehe ab Seite 30). Besonders gut sind für Sie solche Sportarten geeignet, bei denen der ganze Körper bewegt, also auch der Oberkörper aktiv mit einbezogen wird.

Probieren Sie deshalb verschiedene Sportarten aus, bei denen Ihre Arme sich mitbewegen oder -schwingen können, so wie zum Beispiel beim Rudern.

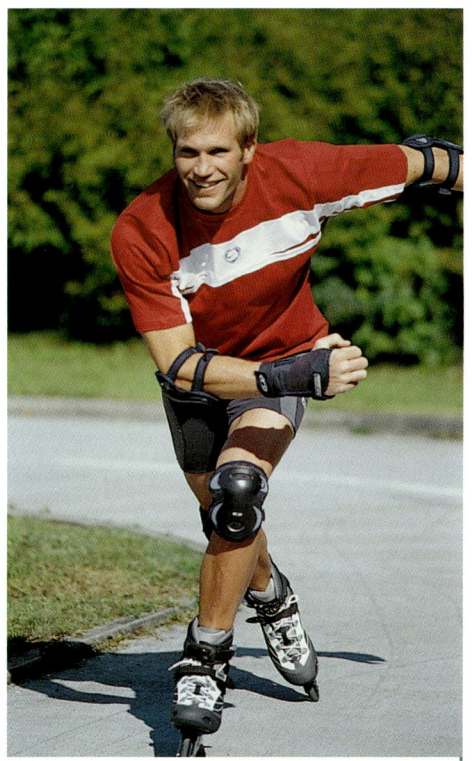

*Inlineskating bringt Spaß – und Sie tun etwas für eine gute Figur.*

| Leistungs-stufe | Anzahl der Trainingseinheiten pro Woche | Dauer der Trainingseinheiten in der Zielzone in Minuten | Anzahl der Trainingseinheiten pro Woche mit Leistungsspitzen (LS) pro Einheit | Dauer der ausgedehnten Ausdauereinheiten |
|---|---|---|---|---|
| Einsteiger Level 1 | 1 bis 2 | 10 bis 20 | keine | keine |
| Einsteiger Level 2 | 3 bis 4 | 25 bis 35 | 1 Einheit mit 3 LS | Eine Einheit dauert 40 Min. |
| Fortgeschrittene Level 1 | 5 bis 6 | 40 bis 50 | 2 Einheiten mit 4 LS | Eine Einheit dauert 60 Min. |
| Fortgeschrittene Level 2 | 6 | 50 bis 60 | 1 Einheit mit 5 LS | Eine Einheit dauert 75 Min. |

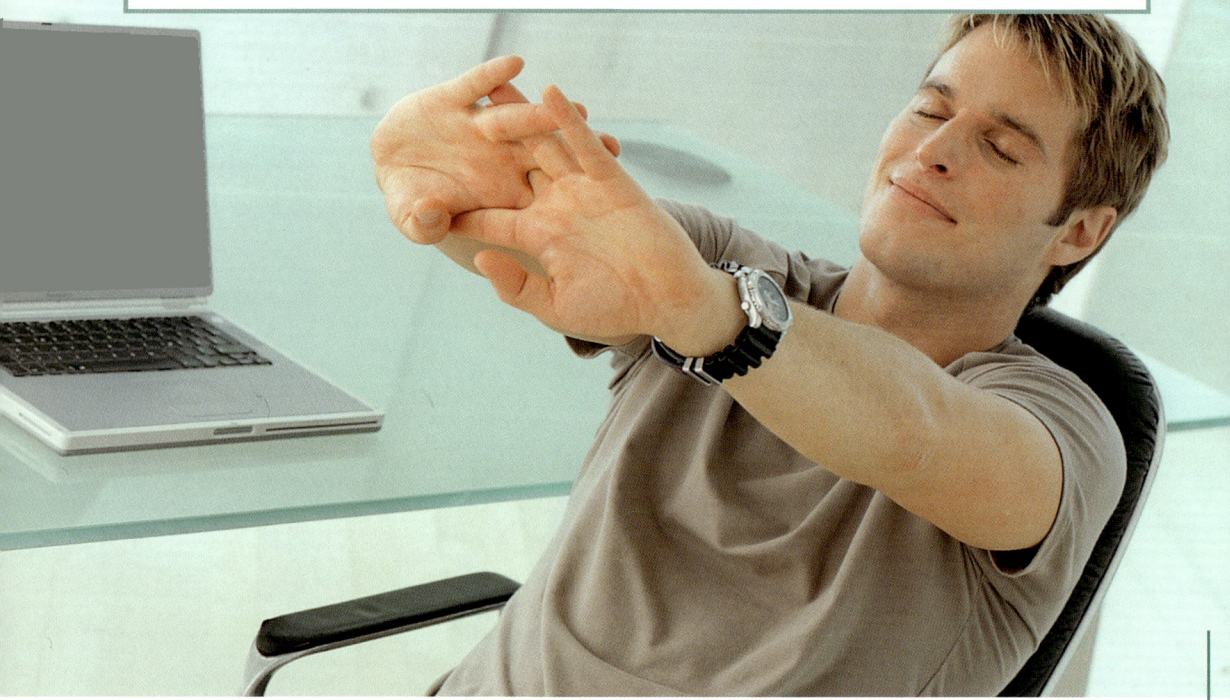

# MUSKELN BRAUCHEN DEHNUNG

*Statt Mammuts und Säbelzahntiger jagen uns heute Meetings und Termine. Sorgen Sie deshalb immer wieder dafür, dass Sie schnell und fit bleiben: Strecken und Dehnen tut Ihren Muskeln gut.*

Sind Sie ein Stretching-Muffel? Wenn ja, stehen Sie nicht allein da: Viele männliche Freizeitsportler dehnen zu wenig und sehr ungern. »Davon kriegt man keine Muskeln« oder »Das ist doch nur etwas für Warmduscher« – nur eine kleine Auswahl der Schmähungen. Und noch immer hat es in den Sportstudios einen Hauch von Exzentrik, wenn »Mann« im Studio steht und ausgiebig dehnt. Eine gute Nachricht für Bodybuilder vorweg: Sie brauchen Ihre Muskeln nicht direkt nach dem Training zu dehnen, sondern besser am Tag danach. Doch grundsätzlich ist das Dehnen außerordentlich wichtig: um die Muskeln auf »Arbeit« vorzubereiten, die Beweglichkeit zu erhalten. Dehnen ist auch wichtig fürs Wohlbefinden – und sogar für den Muskelaufbau. Außerdem hilft es, kleine Fehler beim Training oder Fehlhaltungen durch Büroarbeit auszugleichen, und bereitet die Muskeln optimal auf ein effizientes Krafttraining vor.

### DEHNEN – ABER WARUM DENN?

Wer seine Muskeln bisher zu wenig, zu selten oder falsch gedehnt hat, hat beim Dehnen erst einmal Schmerzen, oder es ist zumindest unangenehm. Längerfristig ist es aber nötig – und tut gut. Und das sind die Vorteile regelmäßigen Dehnens:

➤ Dehnen verbessert Ihre Körperhaltung, die Koordination und Ihre Beweglichkeit.

➤ Es sorgt für eine schnellere Regeneration, besonders nach intensivem Training.

➤ Der Kreislauf wird durch das Dehnen angeregt, die Muskulatur besser durchblutet und leistungsfähiger.

➤ Dehnen verringert die Muskelspannung. Das gibt ein Entspannungsplus für den ganzen Körper. Langfristig wird er durch regelmäßiges Dehnen geschmeidiger und leistungsfähiger.

➤ Es verbessert die Körperwahrnehmung und entwickelt Ihr Körperbewusstsein.

## WAS DIE MUSKELN SCHRUMPFEN LÄSST

Nach intensivem Training, schwerer körperlicher Arbeit oder einer ähnlichen Beanspruchung ist die Muskulatur »kürzer« als vorher. Außerdem befinden sich dann zahlreiche Stoffwechselrückstände im Blut. Diese werden durch intensives Stretching und sehr leichte Ausdauertätigkeit besser wieder abgebaut.

Auch Stress kann Muskeln verkürzen: Er löst zahlreiche Nervenimpulse aus. Diese veranlassen die Muskulatur, sich anzuspannen. Die Ursache dafür: Ursprünglich mussten Menschen in Gefahrensituationen ja blitzschnell die Kraft aufbringen, um anzugreifen oder zu flüchten. Wenn wir aber heute im Büro weiter herumsitzen, während wir Stress haben, können Anspannung, freigesetzte Hormone und Botenstoffe nicht abgebaut werden.

Versuchen Sie deshalb beim Dehnen ganz bewusst auch gedanklich zu entspannen. Atmen Sie tief, schließen Sie vielleicht auch die Augen.

## TIPP

### Dehnen: Wann und wie?

♦ Vor dem Ausdauertraining sollten Sie einige leichte, nicht zu lang gehaltene Dehnungen durchführen – zumindest die gesamte Beinmuskulatur sollte gedehnt werden.

♦ Sie sollten die zu beanspruchenden Muskeln vor dem Training auch dehnen, um sie auf Belastung vorzubereiten. Dabei sind leichtes Ausdauertraining und Streckbewegungen zur Lockerung und Mobilisierung sowie Aufwärmsätze der jeweiligen Übung mit leichteren Gewichten sinnvoll.

♦ Am Tag nach einem Krafttraining sollte eine Dehnung der Muskulatur folgen.

♦ Legen Sie öfter eine reine Dehnungseinheit zur Dehnung chronisch verkürzter Muskulatur ein. Dabei dehnen Sie am besten mit der Intensivmethode (siehe Seite 104).

♦ Optimal geeignet für Dehnung und Beweglichkeitstraining ist das Stretching: Zunächst wird der zu dehnende Muskel langsam und sanft gedehnt, bis ein leichtes Ziehen zu spüren ist. Diese Dehnung wird dann für einige Sekunden gehalten.

♦ Stretching macht die Gelenke beweglicher, die Bänder elastischer, bringt die gesamte Muskulatur in einen günstigen Spannungszustand und löst gleichzeitig die vorhandenen Muskelverspannungen.

♦ Machen Sie morgens nach dem Aufstehen leichte Dehnübungen, um Ihre Durchblutung anzuregen und um schneller wach zu werden.

♦ Dehnen Sie sich auch immer wieder am Arbeitsplatz und nach langem Stehen oder Sitzen, etwa im Auto, bei Bahnfahrten oder nach Flugreisen – zum Lösen von Stress und Anspannungen.

# DIE MANPOWER-DEHNÜBUNGEN

Auf den folgenden Seiten lernen Sie die wichtigsten Dehnübungen kennen. Alle sind für alle Typen gleichermaßen wichtig – in diesem Kapitel gibt es also keine typenbezogenen Tipps. Eine ausführliche Beschreibung der Ausgangspositionen sowie Haltungstipps finden Sie ab Seite 54.

## DIE WICHTIGSTEN MUSKELN

Einen Überblick der wichtigsten Muskeln finden Sie ab Seite 52. Die folgenden verkürzen sich besonders schnell und sollten daher häufiger gedehnt werden:

---

### INFO

#### Dehnungsformen

◆ **Leichte Dehnung:** Der Muskel wird leicht etwa 3 bis 4 Atemzüge lang gedehnt.

◆ **Ausgiebige Dehnung:** Dabei dehnen Sie den Muskel intensiv und 5 bis 8 Atemzüge lang.

◆ **Intermittierendes Dehnen:** Wie ausgiebiges Dehnen, zusätzlich wird mit jedem Ausatmen die Dehnung sanft verstärkt und beim Einatmen minimal gelöst.

◆ **Intensiv-Dehnen:** Zunächst spannen Sie den Muskel, der gedehnt werden soll, stark an und dehnen ihn dann intensiv beim Ausatmen. Das wird pro Muskel etwa 3- bis 4-mal wiederholt.

◆ **Rundum-Dehnung:** Unwillkürliches Ausstrecken, Recken und Gähnen während des gesamten Tages. Machen Sie es wie die Raubkatzen: Die haben keine verkürzten Muskeln!

---

*Schultergürtel und Arme*
großer Brustmuskel, Trapezmuskel (oberer Anteil) und Armbeuger

*Rumpf*
Rückenstrecker (in Nacken- und Lendenwirbelbereich), Hüftbeuger

*Becken und Oberschenkel*
Anteil des vorderen Oberschenkelmuskels, Schenkelanzieher

*Unterschenkel und Fuß*
Zwillingswadenmuskel und Schollenmuskel.

## ➤ *Wadendehnung*

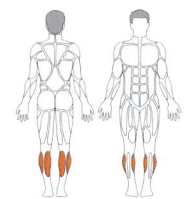

**HAUPTMUSKELGRUPPE:**
Zwillingswadenmuskel
BETEILIGTE MUSKELGRUPPEN:
Keine weiteren

Diese Übung gleicht einseitige Belastungen an Füßen und Unterschenkeln aus.

### SO GEHT'S:

*1. Machen Sie aus dem aufrechten Stand heraus einen Ausfallschritt nach hinten.*

*2. Beugen Sie nun das vordere Bein so weit, bis Sie ein gerade noch angenehmes Ziehen in der Wade des hinteren Beines spüren. Die Ferse des hinteren Fußes bleibt dabei am Boden (siehe Bild 1 auf Seite 105).*

*3. Nun alles mit dem anderen Bein wiederholen.*

*Wichtig:* Der Oberkörper bildet immer eine gerade Linie mit dem hinteren Bein.

### DEHNEN – SO LANGE:

Level 1: *Dehnung etwa 3–4 Atemzüge halten.*
Level 2: *Wie für Level 1, zusätzlich beim Ausatmen die Dehnung durch stärkeres Beugen des vorderen Beines erhöhen.*

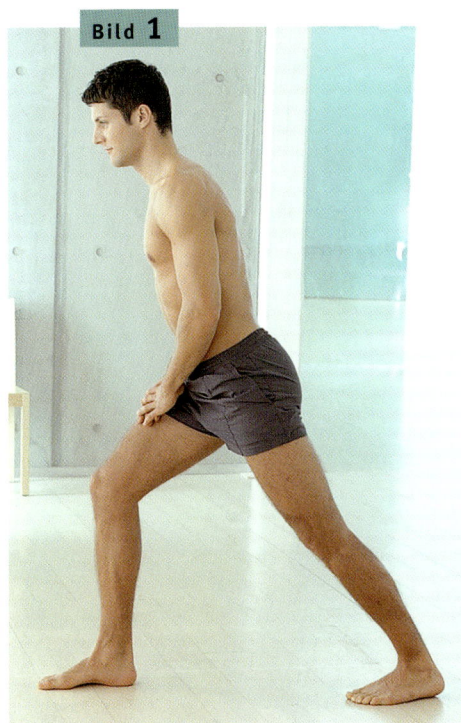

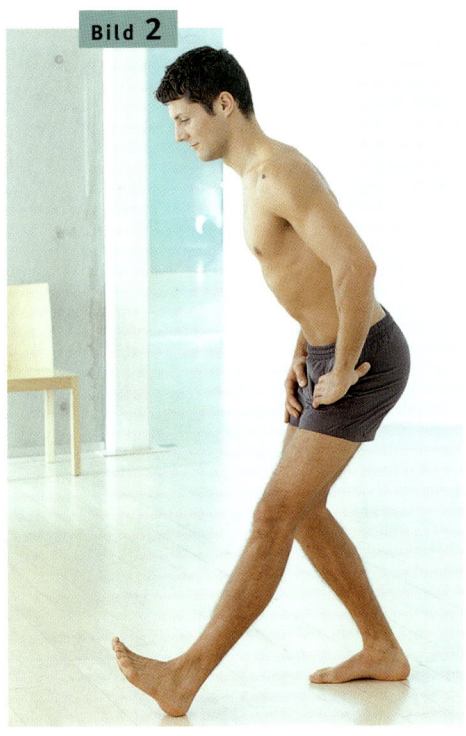

## ➤ Dehnung der Oberschenkelrückseite

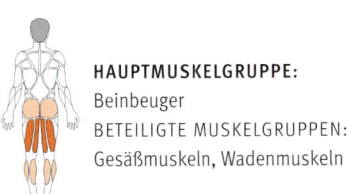

**HAUPTMUSKELGRUPPE:**
Beinbeuger
BETEILIGTE MUSKELGRUPPEN:
Gesäßmuskeln, Wadenmuskeln

Diese Übung dehnt nicht nur die oft verkürzte hintere Oberschenkelmuskulatur, sondern darüber hinaus auch gleich noch die Waden.

### SO GEHT'S:

1. Strecken Sie aus dem Stand (siehe Seite 54) ein Bein nach vorn und setzen Sie es mit der Ferse auf dem Boden auf.

2. Beugen Sie nun den Oberkörper mit geradem Rücken in Richtung Ihres ausgestreckten Beines nach vorn.
3. Führen Sie dabei das Gesäß nach hinten. Diese Position halten (siehe Bild 2).
4. Nun das andere Bein nach vorn strecken und die ganze Übung wiederholen.

**Wichtig:** Die Schultern sollten bei dieser Übung nicht hochgezogen werden: Senken Sie die Schultern bewusst und ziehen Sie sie während der gesamten Übung in Richtung der Hüfte nach unten. Der Rücken bleibt während der ganzen Bewegungsfolge gerade.

### DEHNEN – SO LANGE:

Level 1: *1-mal, Dehnung etwa 3–8 Atemzüge lang halten.*
Level 2: *2-mal, Dehnung etwa 3–8 Atemzüge lang halten.*

## ➤ *Dehnung der Beininnenseiten*

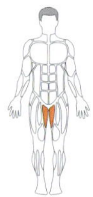

**HAUPTMUSKELGRUPPE:**
Beininnenseite (Adduktoren),
Oberschenkelinnenseite
BETEILIGTE MUSKELGRUPPEN:
Keine weiteren

**SO GEHT'S:**

1. *Im Sitzen die ausgestreckten Beine grätschen oder Schneidersitz einnehmen.*
2. *Der Oberkörper ist ganz aufrecht: Stützen Sie sich mit den Armen hinter dem Oberkörper ab, um ihn gerade zu halten (siehe Bild 1).*
3. *Neigen Sie nun den geraden Oberkörper langsam so weit wie möglich nach vorn. In der äußersten Position halten.*

*Wichtig:* Den Bauch die ganze Zeit leicht anspannen (siehe Seite 55).

**DEHNEN – SO LANGE:**

Level 1: *Dehnung etwa 3–5 Atemzüge halten.*
Level 2: *Dehnung etwa 6–8 Atemzüge lang halten.*

## ➤ *Dehnung der Beinaußenseite*

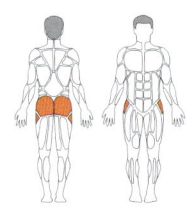

**HAUPTMUSKELGRUPPE:**
Beinaußenseite und
Gesäßmuskulatur
BETEILIGTE MUSKELGRUPPEN:
Keine weiteren

**SO GEHT'S:**

1. *Schlagen Sie auf einer Bank oder einem Stuhl sitzend ein Bein über das andere, so dass der Knöchel auf dem Oberschenkel aufliegt.*
2. *Beugen Sie sich mit geradem Oberkörper langsam nach vorn (siehe Bild 2).*
3. *Alles mit dem anderen Bein wiederholen.*

*Wichtig:* Der Oberkörper bleibt beim Vorbeugen in einer geraden Linie, der Bauch angespannt.

**DEHNEN – SO LANGE:**

Level 1: *Dehnung auf jeder Seite 3–5 Atemzüge lang halten.*
Level 2: *Dehnung auf jeder Seite 6–8 Atemzüge lang halten.*

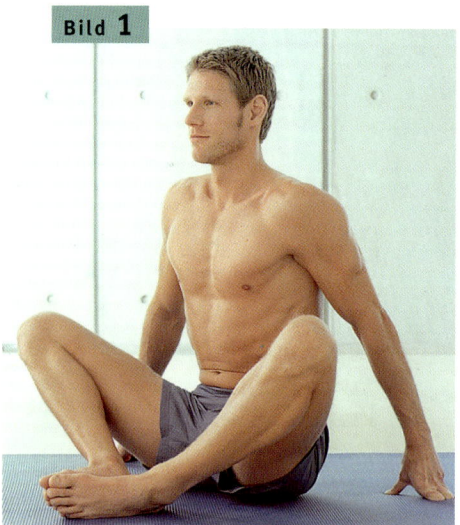

**Bild 1**

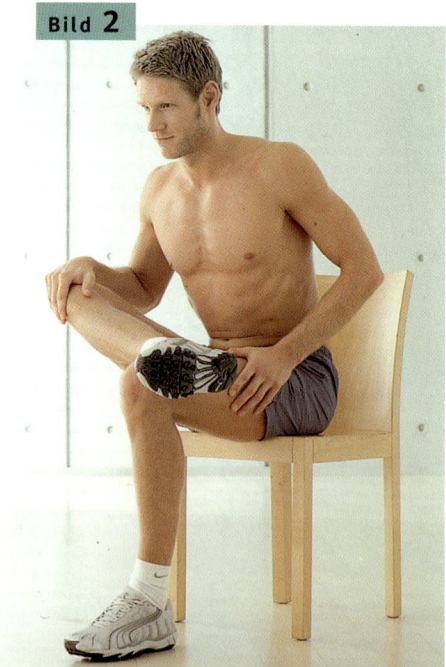

**Bild 2**

## ➤ Dehnung für den Hüftbeuger

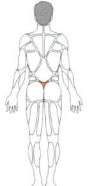

**HAUPTMUSKELGRUPPE:**
Lenden-Darmbein-Muskel
(Hüftbeuger)
BETEILIGTE MUSKELGRUPPEN:
Keine weiteren

**SO GEHT'S:**

1. Machen Sie aus dem Stand einen weiten Ausfallschritt nach vorn (siehe Seite 54). Beugen Sie das Knie des hinteren Beins nach unten (siehe Bild 1).
2. Die Hüfte schräg nach vorn senken und den geraden Oberkörper leicht zurückneigen.
3. Die Seite wechseln.

**Wichtig:** Das vordere Knie nicht über die Fußspitze hinaus nach vorn bringen.

**DEHNEN – SO LANGE:**

Level 1: Dehnung 3–8 Atemzüge halten.
Level 2: Wie für Level 1, zusätzlich beim Ausatmen den Po anspannen.

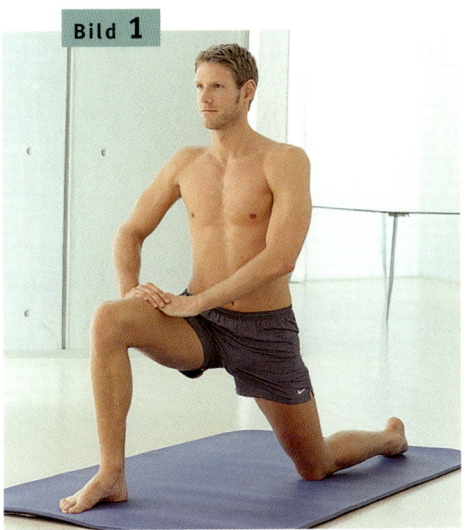

Bild **1**

## ➤ Dehnung des unteren Rückens

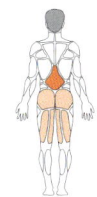

**HAUPTMUSKELGRUPPE:**
Rückenstrecker
BETEILIGTE MUSKELGRUPPEN:
Gesäßmuskulatur, Beinbeuger

**SO GEHT'S:**

1. Setzen Sie sich mit leicht geöffneten Beinen auf die vordere Kante eines Stuhls.
2. Krümmen Sie den Oberkörper nach vorn, die Arme hängen zwischen den geöffneten Beinen herab (siehe Bild 2).
3. Den Körper einfach »hängen« lassen.

**Wichtig:** Während der Übung tief atmen und stets langsam wieder aufrichten.

**DEHNEN – SO LANGE:**

Level 1: Dehnung etwa 3–5 Atemzüge lang halten.
Level 2: Dehnung etwa 6–8 Atemzüge lang halten.

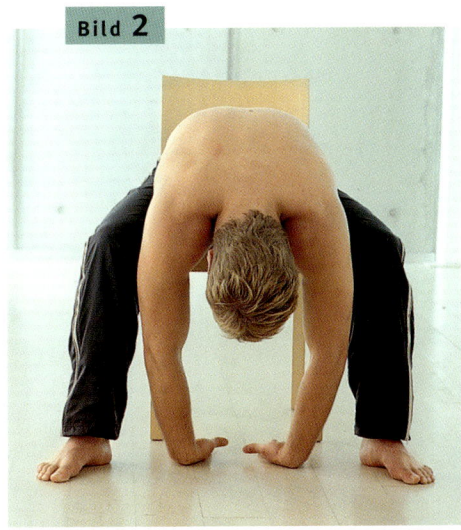

Bild **2**

## ➤ Dehnung für den oberen Rücken

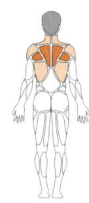

**HAUPTMUSKELGRUPPE:**
Trapezmuskel, großer und kleiner Rautenmuskel
BETEILIGTE MUSKELGRUPPEN:
hintere Schulter-, Hals- und Rückenmuskulatur im Bereich der Hals- und Brustwirbelsäule

**SO GEHT'S:**
1. *Legen Sie im Sitzen die Handflächen vor dem Körper zusammen und schieben Sie sie nach vorn, indem Sie die Arme waagerecht vor dem Körper ausstrecken.*
2. *Den anfangs aufrechten Oberkörper rollen Sie vom Kopf aus ein und halten die Dehnung.*

*Wichtig:* Schultern die ganze Zeit nach unten ziehen, den Bauchnabel beim Einrollen einziehen.

**DEHNEN – SO LANGE:**

Level 1: *Dehnung 3–5 Atemzüge halten.*
Level 2: *Dehnung 6–8 Atemzüge halten.*

## ➤ Dehnung der seitlichen Rumpfmuskulatur

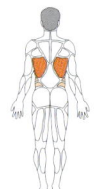

**HAUPTMUSKELGRUPPE:**
breiter Rückenmuskel
BETEILIGTE MUSKELGRUPPEN:
seitliche Bauchmuskulatur

**SO GEHT'S:**
1. *Strecken Sie aus dem Stand einen Arm weit nach oben.*
2. *Ziehen Sie den Arm über den Kopf zur anderen Seite, so dass der Oberkörper seitlich geneigt wird.*
3. *In der Maximaldehnung halten. Lassen Sie den Atem fließen (siehe Bild 2).*
4. *Nun zur anderen Seite beugen und die Übung wiederholen.*

**DEHNEN – SO LANGE:**

Level 1: *Dehnung ungefähr 3–5 Atemzüge lang halten.*
Level 2: *Dehnung ungefähr 6–8 Atemzüge lang halten.*

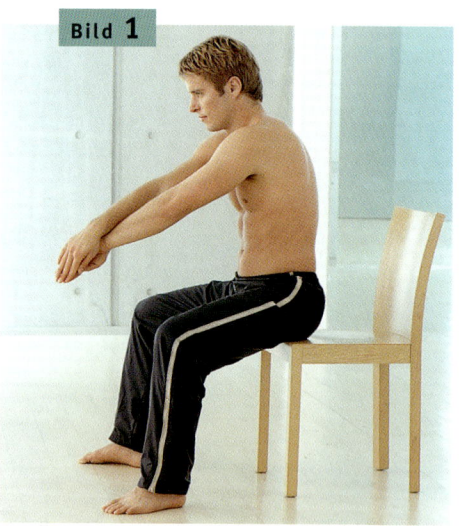

Bild **1**

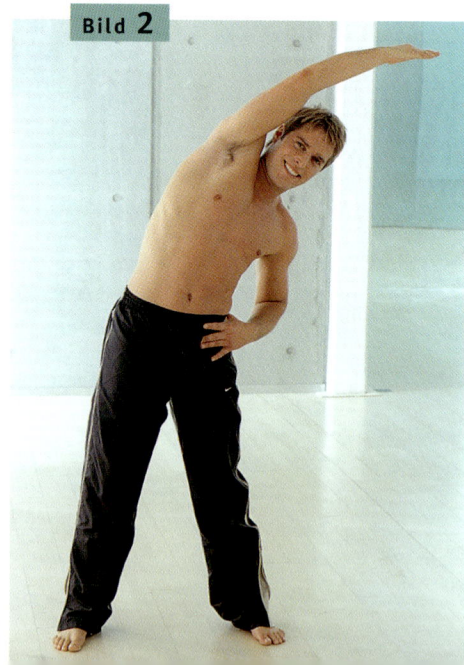

Bild **2**

## ➤ Dehnung der Brustmuskulatur

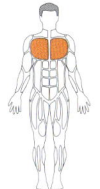

**HAUPTMUSKELGRUPPE:**
großer Brustmuskel
BETEILIGTE MUSKELGRUPPEN:
Keine weiteren

**SO GEHT'S:**

1. Stellen Sie sich neben eine Wand und legen Sie die Handfläche und den Unterarm eines gebeugten Arms an die Wand (siehe Bild 1).
2. Drehen Sie den Oberkörper von der Wand und dem fixierten Arm weg. Halten.
3. Die Seite wechseln.

*Wichtig:* Halten Sie die Schultern gerade, ziehen Sie sie in Richtung Hüfte. Das Brustbein bleibt immer gehoben, der Bauch ist leicht angespannt.

**DEHNEN – SO LANGE:**

Level 1: *Dehnung 3–5 Atemzüge halten.*
Level 2: *Dehnung etwa 6–8 Atemzüge halten.*

## ➤ Dehnung des Bizeps

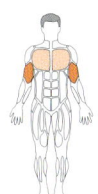

**HAUPTMUSKELGRUPPE:**
zweiköpfige Oberarmmuskeln
BETEILIGTE MUSKELGRUPPEN:
großer Brustmuskel

**SO GEHT'S:**

1. Legen Sie im Stehen die Handfläche des zur Seite gestreckten Arms an eine Wand. Drehen Sie den Oberkörper von der Wand weg (siehe Bild 2).
2. Die Finger der Handfläche an der Wand werden leicht nach vorn gedreht. Halten.
3. Seite wechseln.

*Wichtig:* Halten Sie die Schultern gerade, ziehen Sie sie in Richtung Hüfte. Das Brustbein bleibt immer gehoben, der Bauch ist leicht angespannt.

**DEHNEN – SO LANGE:**

Level 1: *Dehnung 3–5 Atemzüge halten.*
Level 2: *Dehnung etwa 6–8 Atemzüge halten.*

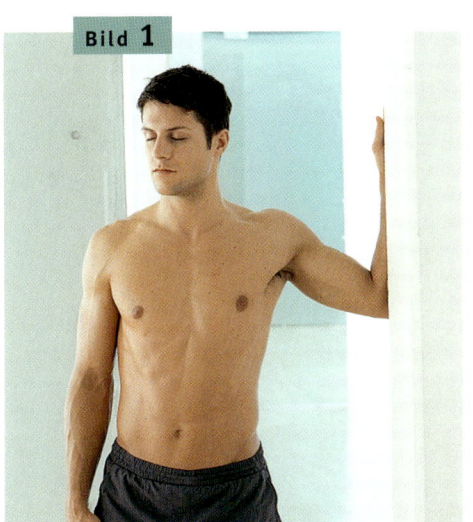

Bild 1

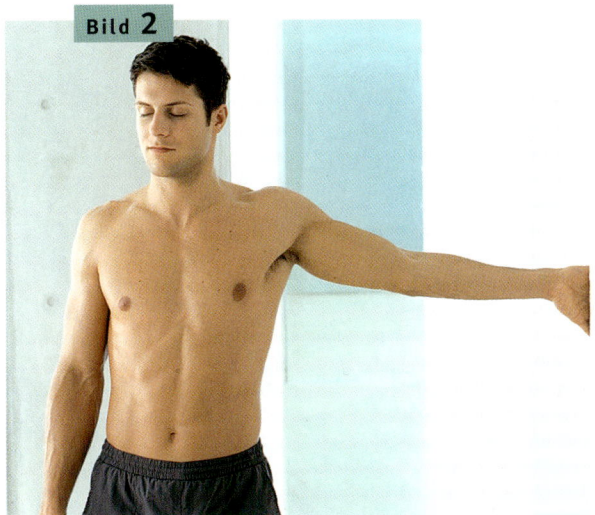

Bild 2

## ➤ *Dehnung für den Trizeps*

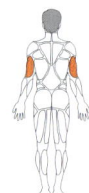

**HAUPTMUSKELGRUPPE:**
Armstrecker, dreiköpfiger
Oberarmmuskel
BETEILIGTE MUSKELGRUPPEN:
Keine weiteren

Dehnen Sie die Rückseite der Oberarme.

**SO GEHT'S:**

1. *Strecken Sie im Stand einen Arm senkrecht nach oben.*
2. *Beugen Sie den Ellenbogen so weit wie möglich hinter dem Kopf.*
3. *Mit der anderen Hand ziehen Sie den Ellbogen zur gegenüberliegenden Schulter (siehe Bild 1). Drücken Sie den Kof nach hinten .*
5. *Seite wechseln.*

**DEHNEN – SO LANGE:**

Level 1: *Dehnung etwa 3–8 Atemzüge halten.*
Level 2: *Wie Level 1, zusätzlich den Hinterkopf leicht gegen den Ellenbogen drücken.*

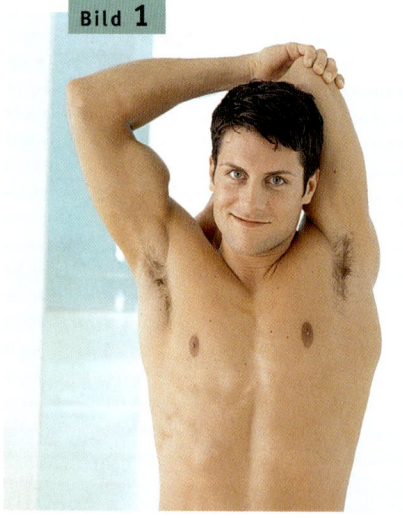

Bild **1**

## ➤ *Dehnung der Unterarme*

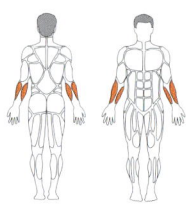

**HAUPTMUSKELGRUPPE:**
Beugemuskeln im Unterarm
BETEILIGTE MUSKELGRUPPEN:
Keine weiteren

Diese Übung ist ideal für Vieltipper!

**SO GEHT'S:**

1. *Strecken Sie einen Arm vor den Körper aus.*
2. *Mit der anderen Hand drücken Sie die Hand des gestreckten Arms nach oben, so dass die Unterarmrückseite gedehnt wird (Bild 2).*
3. *Dann dehnen Sie die Unterarmvorderseite, indem Sie die Hand nach unten drücken, so dass der Handrücken des gestreckten Arms zu dessen Ellbogen gedrückt wird.*
4. *Seite wechseln.*

**DEHNEN – SO LANGE:**

Level 1: *Dehnung 3–5 Atemzüge halten.*
Level 2: *Dehnung etwa 6–8 Atemzüge halten.*

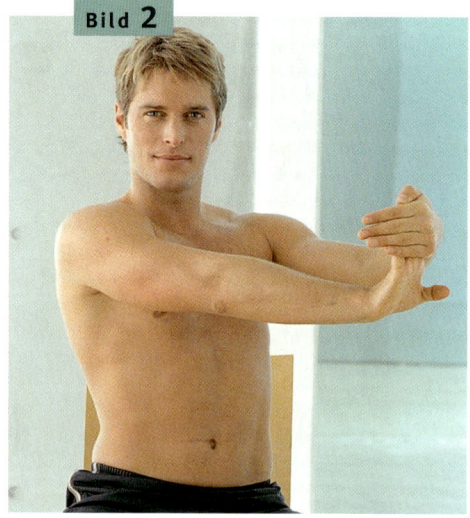

Bild **2**

# DEHNÜBUNGEN IM BÜRO

Sie haben sicher selbst schon erfahren, dass Büroarbeit oft Muskelverspannungen verursacht, vor allem im Bereich von Schultern, Nacken und Rücken. Doch Abhilfe ist möglich (siehe auch Übungen ab Seite 75). Hier zwei Übungen für die schnelle Entspannungs- und Dehnpause zwischendurch.

**SO GEHT'S:**

1. *Verschränken Sie im Sitzen beide Hände hinter den Kopf, und legen Sie sie in den Nacken (siehe Bild 1).*
2. *Führen Sie die Ellbogen erst nach außen.*
3. *Führen Sie sie nun nach vorn zusammen.*
4. *Und wieder zurück.*

**ANZAHL DER WIEDERHOLUNGEN:**

Level 1: *5 Wiederholungen.*
Level 2: *10 Wiederholungen.*

## ➤ Büro-Schmetterling

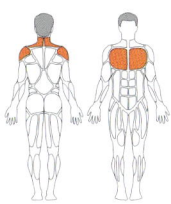

**HAUPTMUSKELGRUPPE:**
großer Brustmuskel, Schulter- und Nackenmuskeln
BETEILIGTE MUSKELGRUPPEN:
Keine weiteren

Diese Übung dehnt Ihre Schulter- und Nackenmuskeln, macht Sie wieder fit und unterstützt die aufrechte Haltung.

## ➤ Schreibtisch-Raupe

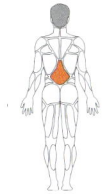

**HAUPTMUSKELGRUPPE:**
Rückenstrecker
BETEILIGTE MUSKELGRUPPEN:
Keine weiteren

Diese Übung verbessert Ihre Atmung, die Haltung – und auch die Konzentration. Erste Hilfe an anstrengenden Bürotagen!

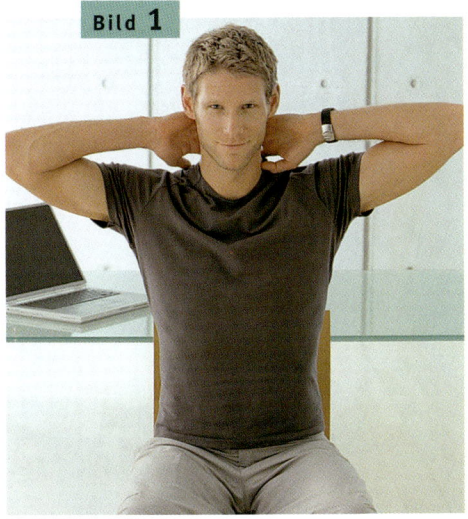

Bild **1**

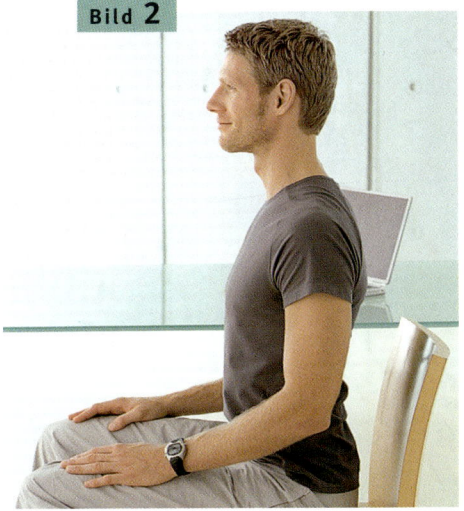

Bild **2**

**SO GEHT'S:**

1. *Legen Sie im Sitzen beide Hände an die Hüften.*
2. *Kippen Sie das Becken nach hinten.*
3. *Machen Sie dabei den Rücken rund und ziehen Sie den Bauch ein.*
4. *Kippen Sie dann das Becken nach vorn und spannen Sie weiter den Bauch an. Strecken Sie die Brust dabei nach vorn (siehe Bild 2 auf Seite 111).*

**DEHNEN – SO LANGE:**

Level 1: *8 Wiederholungen.*
Level 2: *16 Wiederholungen.*

---

**TIPP**

### Abwechslung macht den Unterschied

WENN SIE SPÜREN, dass bestimmte Muskelgruppen sehr stark verkürzt oder angespannt sind, trainieren Sie doch Kraft und Ausdauer im 5-Minuten-Wechsel. Mehr über Entspannungstechniken lesen Sie ab Seite 127.

---

# DIE MANPOWER-STRETCHING-PLÄNE

Abhängig von Ihrem Typ, Ihrem Trainingsziel, Ihrem Fitness-Zustand und Ihren zeitlichen Möglichkeiten gelten folgende Richtlinien:

➤ Achten Sie auf entspannte Atmosphäre.
➤ Dehnen Sie anfangs leicht und nie zu intensiv, wenn Ihre Muskulatur sich kalt oder steif anfühlt. Wippen Sie nicht beim Dehnen (siehe auch im Kasten Seite 48)!
➤ Wenn Sie viel Sport treiben oder wenn Sie sich nur wenig bewegen, verbringen Sie 1- bis 2-mal pro Woche 30 Minuten nur mit den Dehnungen und steigern Sie sich, indem Sie anfangs leicht und dann immer intensiver dehnen.

## STRETCHING FÜR DAS LAUF-, STEPPER- UND CROSSTRAINING

➤ Vor dem Training sollten Sie die Dehnungsübungen Wadendehnung (siehe Seite 104), Dehnung für die Oberschenkelrückseite (siehe Seite 105) und den Hüftbeuger (siehe Seite 107) ausführen. Dehnen Sie dabei leicht für etwa 3 bis 4 Atemzüge. Zum Ende des Trainings langsam auslaufen (Cool-down).

➤ Zu Hause machen Sie dann intensiv und länger die Wadendehnung (siehe Seite 104) und die Dehnungsübungen für Oberschenkelrückseite (siehe Seite 105), Hüftbeuger (siehe Seite 107) und unteren Rücken (siehe Seite 107). Zum Abschluss empfiehlt es sich, länger heiß zu duschen.

## STRETCHEN FÜR DAS FAHRRAD- UND RUDERTRAINING

➤ Vor dem Training sollten Sie die Waden (siehe Seite 104), die Oberschenkelrückseite (siehe Seite 105) und den Hüftbeuger (siehe Seite 107) dehnen. Halten Sie dabei für etwa 3 bis 4 Atemzüge eine leichte Dehnung.

➤ Zum Ende des Trainings fahren Sie langsamer (Cool-down).

➤ Zuhause machen Sie dann intensiv und länger die Übungen Wadendehnung (siehe Seite 104), Oberschenkelrückseite (siehe Seite 105), Dehnung für den Hüftbeuger (siehe Seite 107), Dehnung des unteren

Rückens (siehe Seite 107), Dehnung für den oberen Rücken (siehe Seite 108), Dehnung der seitlichen Rumpfmuskulatur (siehe Seite 108), Dehnung der Brustmuskulatur (siehe Seite 109), Dehnung des Bizeps (siehe Seite 109) und Dehnung für den Trizeps (siehe Seite 110). Zum Abschluss empfiehlt es sich, zu duschen.

## GUT GEDEHNT ZUM KRAFTTRAINING

➤ Vor dem Training sollten Sie sich etwa 7 bis 10 Minuten durch ein Ausdauertraining mit niedriger Intensität aufwärmen. Bei schwerem Krafttraining mit höheren Intensitäten empfehlen sich auch ein bis zwei Aufwärmsätze der jeweiligen Übung mit leichteren Gewichten und etwa 5 bis 6 Wiederholungen.
➤ Sie sollten das Krafttraining mit einem Cool-down von etwa 10 Minuten beenden, etwa mit einem leichten Ausdauertraining.
➤ Einen Tag nach einem Krafttraining alle Dehnungsübungen intensiv und länger ausführen.

## STRETCHING-PROGRAMME FÜR VIELSITZER UND REISENDE

Wir empfehlen Ihnen, sich immer wieder während der Arbeit oder unterwegs viel zu beugen und auszustrecken.
Dazu sollten Sie mehrmals am Tag die Waden (siehe Seite 104), Oberschenkelrückseiten (siehe Seite 105), Beininnenseiten (siehe Seite 106), Beinaußenseiten (siehe Seite 106), den Hüftbeuger (siehe Seite 107), den unteren Rücken (siehe Seite 107), den oberen Rücken (siehe Seite 107), die Brustmuskulatur (siehe Seite 109) und die Unterar-

### INFO

*Eine gute Nachricht für dehnungsmüde Bodybuilder*

SIE KENNEN das vielleicht aus eigener Erfahrung: Nach einem intensiven Krafttraining hat man einfach keine Lust mehr auf das Stretching. Instinktiv reagiert Ihr Körper damit richtig. Denn es ist nach einem Krafttraining viel effektiver, die Muskulatur erst am Tag danach zu dehnen. Dann gilt aber keine Ausrede mehr.

me (siehe Seite 110) dehnen. Dabei führen Sie die Übungen jeweils im Level 1 leicht und im Level 2 intensiv aus. Wenn Sie möchten, können Sie auch nach der Intensiv-Methode (siehe Seite 104) dehnen.

## DEHNEN FÜR ALLE, DIE VIEL STEHEN MÜSSEN

Strecken Sie sich immer wieder einmal während der Arbeit oder unterwegs viel aus, beugen und recken Sie sich ab und an ganz bewusst.
Dazu sollten Sie mehrmals am Tag die Waden (siehe Seite 104), Oberschenkelrückseiten (siehe Seite 105), Beininnenseiten (siehe Seite 106), Beinaußenseiten (siehe Seite 106), den Hüftbeuger (siehe Seite 107), den unteren Rücken (siehe Seite 107), den oberen Rücken (siehe Seite 107) und die Brustmuskulatur (siehe Seite 109) dehnen. Führen Sie sämtliche Übungen jeweils im Level 1 leicht und im Level 2 intensiv aus. Alternativ können Sie auch nach der Intensivmethode (siehe Seite 104) dehnen.

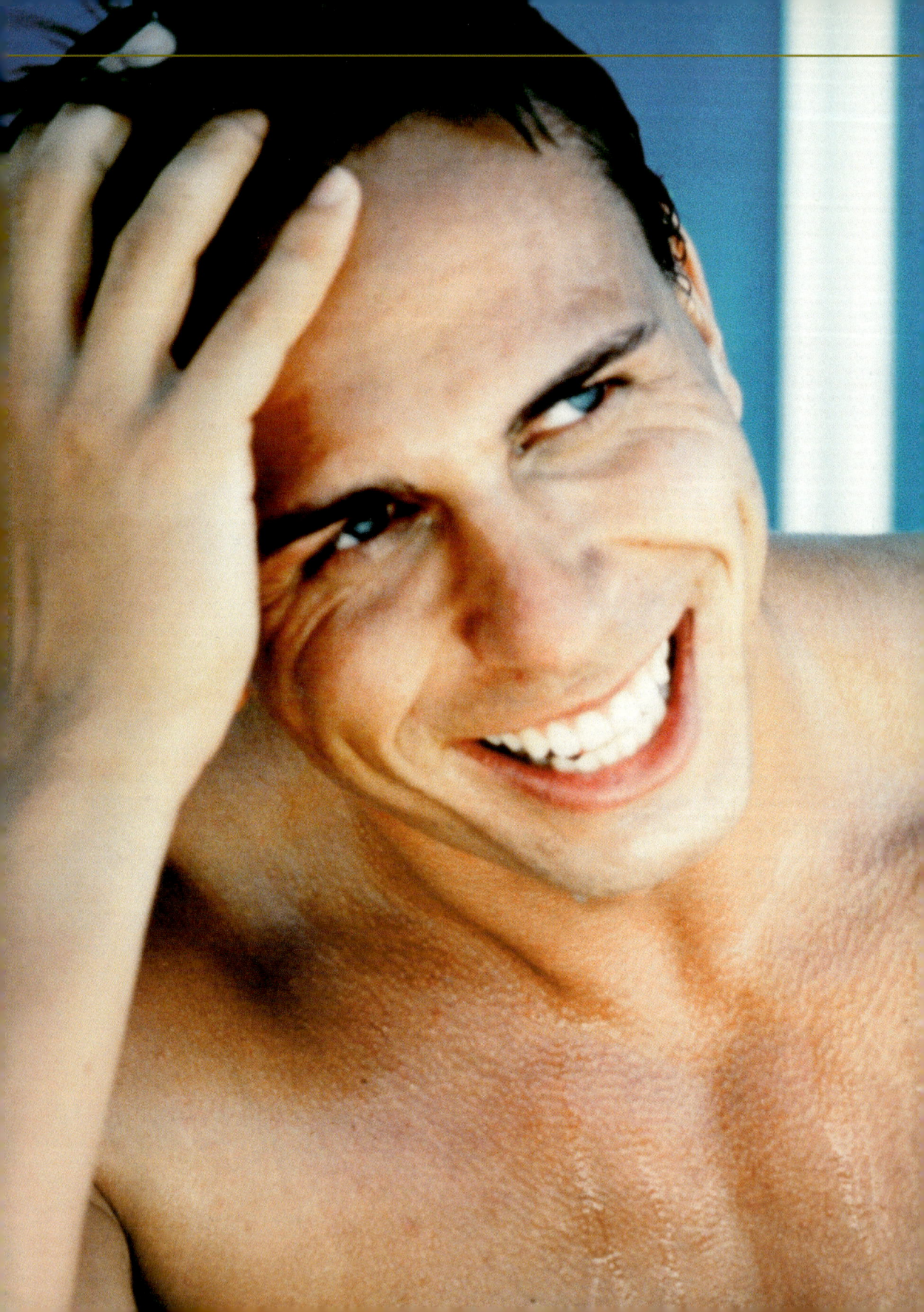

# SO FÜHLEN SIE SICH RICHTIG WOHL

**Wirklich fit, in Form und gesund sein** – dazu gehört mehr als sportliches Training allein: eine typgerechte, ausgewogene Ernährung, gute Körperpflege und ausreichend Gelegenheit zum Entspannen.

# DIE RICHTIGE ERNÄHRUNG

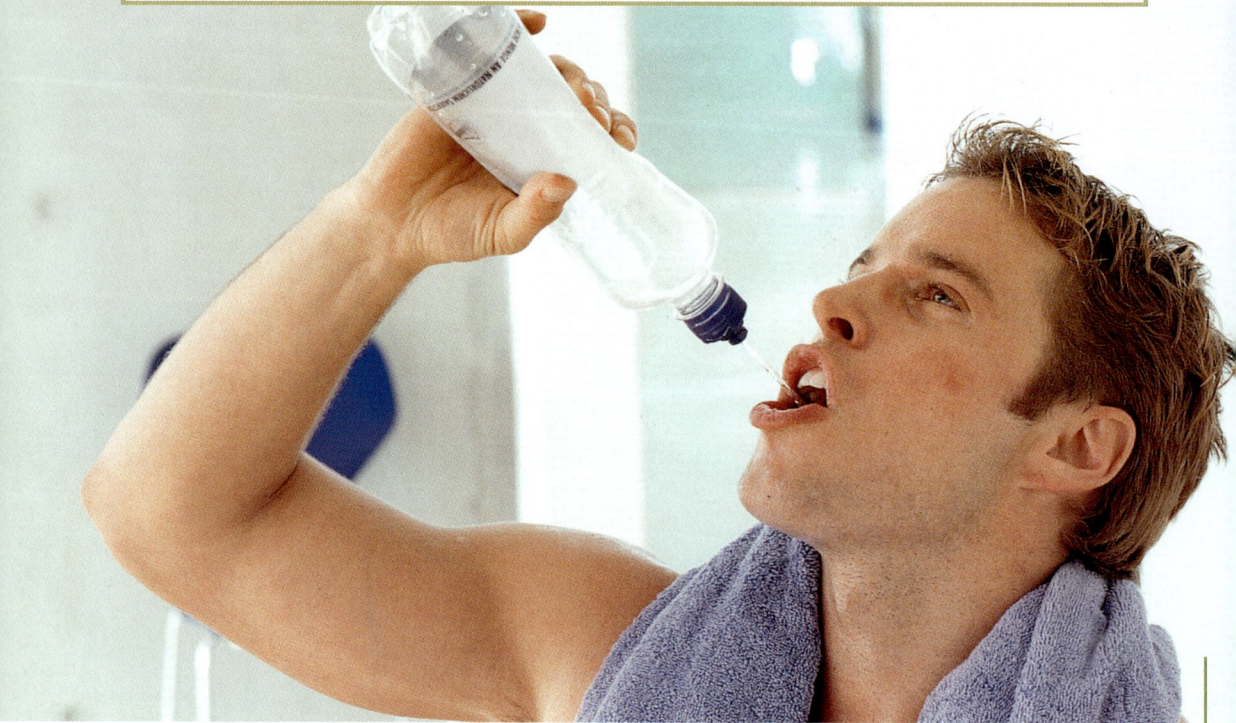

*Nach dem Sport besonders wichtig, aber auch im Alltag oft vernachlässigt: Ihr Körper braucht ausreichend Wasser, um leistungsfähig, gesund und attraktiv zu bleiben.*

Unsere Urahnen hatten keine Probleme mit ihrem Gewicht: Sie mussten, was sie essen wollten, erst erjagen – schweißtreibend, aber gesund. Und für »schlechte« Zeiten legte der menschliche Körper eine Energiereserve in Form von Fett an. Diese wurde und wird nur angezapft, wenn deutlich weniger Nahrung kommt. Gibt es dann wieder etwas zu essen, werden zuerst die Fettspeicher wieder aufgefüllt. Was unseren Vorfahren das Überleben sicherte, sorgt heute für den berühmten Jo-Jo-Effekt nach Diäten. Um diesen »Reserven« zu entkommen, müssen wir uns bewegen (siehe auch Seite 96) – und uns gesund ernähren.

## UND WAS ESSEN SIE?

Im Folgenden finden Sie einige Aussagen zu Ihren Ernährungsgewohnheiten. Je mehr Sie bestätigen, desto ungesünder ernähren Sie sich – und umso dringender müssen Sie handeln, sich selbst zuliebe.
➤ Ich achte nicht auf kalorienarmes Essen.
➤ Wenn mir etwas richtig schmeckt, kann ich nicht aufhören zu essen.
➤ Ich habe öfter Heißhunger.
➤ Süßes wie Cola, Kekse oder Kuchen gehört für mich einfach dazu.
➤ Ein Gläschen Wein oder Bier zum Essen muss sein.

# DIE BESTEN TIPPS AUF DEM SCHLANKEN WEG

## 1. Richtig essen – aber was?

♦ Sorgen Sie dafür, dass stets gesunde und fettarme Nahrungsmittel verfügbar sind. So entgehen Sie der Fast-Food-Falle.
♦ Essen Sie frisch zubereitete Speisen. Je weniger ein Nahrungsmittel behandelt ist, desto leichter kann unser Körper die darin enthaltenen Nährstoffe verwerten.
♦ Wenn Sie es vertragen, essen Sie ab und an scharf. Das kurbelt den Stoffwechsel an.
♦ Trinken Sie viel. Am besten Wasser, Saftschorlen und koffeinfreien Tee.
♦ Mehr Tipps im Kasten auf Seite 121.

## 2. Tipps rund um das »Wie«

♦ Essen Sie nur, wenn Sie wirklich Appetit haben und tatsächlich hungrig sind.
♦ Langsam kauen: Das macht schneller satt.
♦ Nehmen Sie sich immer Zeit fürs Essen – auch für den kleinen Snack zwischendurch.

## 3. Ein guter Start in den Tag

♦ Auch heißkalte Wechselduschen aktivieren morgens den Stoffwechsel.
♦ Das Frühstück sollte ein Drittel Ihres Kalorienbedarfs decken, das Mittagessen 20 bis 30, das Abendessen etwa 15 bis 20 Prozent.

## 4. Mit schlanker Power durch den Tag

♦ Warten Sie nach dem Mittagessen 20 Minuten. So können Sie vielleicht ganz leicht auf den Nachtisch verzichten, denn jetzt ist das Signal »Bin satt!« im Gehirn angekommen.
♦ Hunger im Laufe des Tages? Vielleicht haben Sie einfach nur Durst – oder Lust auf Obst.

## 5. Ess-Sünden am Abend?

♦ So wichtig vollwertige Kohlenhydrate – wie sie etwa in Vollkornbrot, Naturreis, Kartoffeln oder Hülsenfrüchten vorkommen – ansonsten für Ihre Ernährung sind: Nehmen Sie nach 19.00 Uhr möglichst gar keine Kohlenhydrate mehr zu sich.
♦ Bei gesellschaftlichen Anlässen oder Geschäftsessen sollten Sie Gerichte bevorzugen, die Gemüse enthalten und fettarm sind. Wenn Alkohol getrunken wird, sorgen Sie stets für ein volles Glas Mineralwasser. Trinken Sie nur schluckweise vom alkoholischen Getränk – und glasweise vom Mineralwasser.
♦ Meiden Sie überhaupt grundsätzlich Alkohol: Er hat viele Kalorien und regt noch dazu den Appetit an. Außerdem blockiert er den Fettabbau durch die Leber.

## 6. Spaß gehört dazu:

♦ Belohnen Sie sich nicht mit »mal wieder essen gehen«. Gehen Sie stattdessen lieber mal in die Sauna oder zu einer entspannenden Massage.
♦ Sorgen Sie für möglichst viel Freude und Spannung in Ihrem Leben: Essen Sie aus Lust, nicht aus Frust.
♦ Setzen Sie sich nicht unter einen zu großen Druck. Wenn Sie hin und wieder Lust auf etwas Süßes haben, gönnen Sie sich ruhig ab und an eine süße Kleinigkeit. Aber naschen Sie nicht ständig.

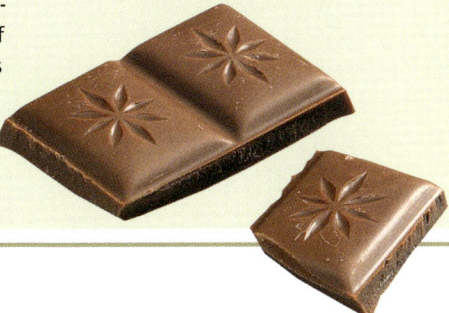

➤ Ich bin ein Frühstücksmuffel.

➤ Ich koche nicht gern selbst.

➤ Ich esse manchmal aus Frust oder Niedergeschlagenheit. Auch in Stresszeiten neige ich dazu, mehr zu essen, als nötig wäre.

➤ Ich komme meist erst sehr spät abends dazu, richtig zu essen.

➤ Ich lasse oft das Mittagessen ausfallen.

➤ Ich achte selten darauf, fettarm zu essen.

➤ Ich nehme kaum vitaminreiche, frische Nahrungsmittel zu mir.

➤ Ich esse meist in der Kantine.

➤ Ich esse häufig helle Brötchen, Weißbrot oder helle Nudeln.

➤ Ich esse oft reichhaltige Milchprodukte, also Käse, Butter, Sahne, Eis und Joghurt.

### Qualität statt Quantität

Mal ehrlich, wie vielen Aussagen »mussten« Sie zustimmen? Mehr als vier? Dann ist es höchste Zeit, die Empfehlungen und Tipps auf den folgenden Seiten umzusetzen.

## GRUNDLAGEN DER GESUNDEN ERNÄHRUNG

Drei Begriffe tauchen beim Thema Ernährung immer wieder auf: Fett, Kohlenhydrate und Eiweiß. Was verbirgt sich dahinter?

### GUTE FETTE – SCHLECHTE FETTE

Fett ist Energiespeicher für Notzeiten und Wärme-Isolator und polstert den Körper. Einfach und mehrfach ungesättigte Fette, die zum Beispiel in pflanzlichen Nahrungsmitteln vorkommen, regen den Fettstoffwechsel des Körpers an. Ohne Fett könnten wir nicht leben. Die meisten Menschen nehmen aber zu viel Fett zu sich.

---

## TIPP

### Tipps aus der »schlanken« Küche

MEHR GENUSS, weniger Fett: Mit den folgenden schlanken Rezepten funktioniert das.

♦ Rühren Sie Ihr Müsli mit Magermilch, Sojamilch oder Fruchtsäften (ohne Zuckerzusatz) an, nicht mit Vollmilch. Sie sparen Fett und bekommen zusätzlich Vitamine.

♦ Für ein cremiges Dessert rühren Sie fettarmen Quark mit etwas sprudelndem Mineralwasser an (kein stilles Wasser nehmen).

♦ Das sind die Zutaten zum Salatdressing für die schlanke Linie: etwas Joghurtdressing, eine Kräutermischung für Salate und ein Schuss Mineralwasser – fertig.

---

Man unterscheidet tierische und pflanzliche Fette. Tierische Fette sind in Fleisch und Wurstwaren, Milch und Milchprodukten enthalten. Ernährungswissenschaftler sind sich inzwischen einig, dass unser Körper Fett benötigt, die wertvollen pflanzlichen Fette sollten jedoch überwiegen.

Einige ungesättigte Fettsäuren sind auch wichtig fürs Gehirn: Sie fördern die Bildung von Botenstoffen, wirken Entzündungen entgegen und halten die Gehirnzellen gesund und funktionsfähig. Bestimmte Fettsäuren – diese sind etwa in fetthaltigen Fischen wie Lachs enthalten – senken sogar das Arterioskleroserisiko.

### So gut verstecken sich die schlechten Fette!

Sie glauben, dass Sie sich fettarm ernähren, trotzdem haben Sie das Gefühl, überflüssige Pfunde nicht mehr loszuwerden? Dann lesen Sie, wie gut sich Fette tarnen:

➤ Wurstwaren, Käse, Kuchen, Milchspeiseeis, Schokolade, Fertigsalatdressings, Kuchen, Kekse, Buttertoast, Sahnesaucen, Croissants, Fruchtjoghurts, Vollmilch, Salzgebäck, Chips, Bierteig, Frittiertes und Paniertes enthalten sehr viel Fett.
➤ Lassen Sie sich nicht täuschen: Auch Müsliriegel enthalten fast ein Drittel Fett.
➤ Übrigens: Werden Fette mit stark zuckerhaltiger Nahrung gemischt, begünstigt das die Einlagerung der Fette in den Körperfettspeichern noch mehr.
➤ Mehr dazu im Kasten auf Seite 121.

## WAS SIND KOHLENHYDRATE?

Kohlenhydrate sind zum Beispiel Zucker, Stärke und Ballaststoffe. Sie sind Energierohstoffe für den Körper. Kohlenhydrate sind vor allem in Getreideprodukten, Obst, Gemüse und allen süßen Nahrungsmitteln enthalten. Man unterscheidet dabei:
➤ Einfachzucker: Traubenzucker (Glukose), Fruchtzucker (Fruktose)
➤ Zweifachzucker: Rohrzucker (Saccharose) und Milchzucker (Laktose)
➤ Vielfachzucker: vor allem in Getreide und Getreideprodukten.
Zuckerhaltige Nahrungsmittel und Alkohol begünstigen die Einlagerung von Körperfetten, da der enthaltene Einfachzucker die Insulinproduktion erhöht.

## EIWEISS: STOFF DES LEBENS

Eiweiß ist Basisrohstoff der Muskulatur sowie des gesamten Körpergewebes, Träger der Erbinformation, wichtig für das Immunsystem und für den Bau neuer Zellen. Bei Kohlenhydratmangel wird auch aus bestimmten Eiweißbausteinen Energie für den Körper erzeugt. Gute Eiweißquellen sind Magermilch- und Sojaprodukte sowie Fisch und Fleisch, vor allem in Kombination mit pflanzlichen Lebensmitteln.

## WICHTIG: BALLASTSTOFFE

Ballaststoffe sind pflanzliche Faserbestandteile, die kaum verdaut werden können. Trotzdem sind sie außerordentlich wichtig für uns: Sie reinigen den Verdauungsapparat. Da sie aufquellen, werden neben viel Flüssigkeit auch Schadstoffe aus der Nahrung und Abbauprodukte, die während der Verdauung entstehen, gebunden und ausgeschieden. Wer reichlich Ballaststoffe aufnimmt, beeinflusst außerdem Cholesterin- und Blutzuckerspiegel positiv.
Einen hohen Ballaststoffanteil haben zum Beispiel Weizenkleie, Vollkornprodukte, weiße Bohnen, Leinsamen, Haferflocken, Haferkleie, Äpfel und Knäckebrot.

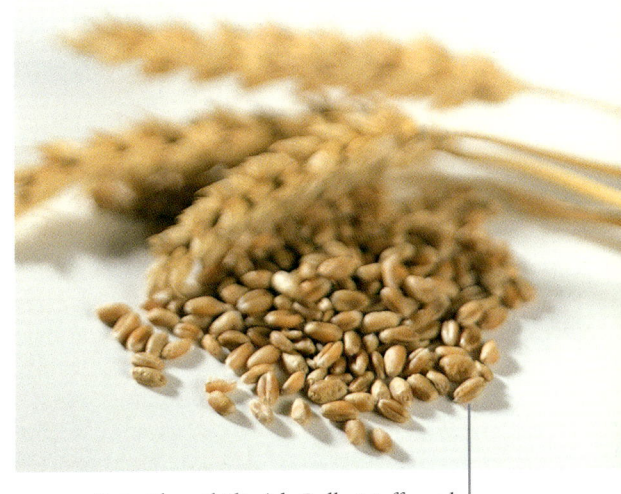

*Getreide enthält viele Ballaststoffe und bringt die Verdauung in Schwung.*

## SPORT UND ESSEN: DAS PASSIERT IM KÖRPER

Da hat Mann sich schon zum Sport aufgerafft, trainiert seit Wochen konsequent – aber der schnell sichtbare Erfolg lässt auf sich warten: Die Pölsterchen trotzen anfangs hartnäckig allen sportiven Angriffen. Warum? Unser Körper kann leichter aus Kohlenhydraten Energie gewinnen als durch Fettverbrennung. Letzteres geschieht erst nach längerer Ausdauerbelastung.

Zunächst greift unser Körper also auf die Kohlenhydratreserven im Organismus zurück. Sind nicht genügend Kohlenhydrate vorhanden, zum Beispiel weil während einer extremen Diät mit zu wenig Kohlenhydraten oder wenn einfach überhaupt zu wenig gegessen wird, erhöht der Körper die so genannte Eiweißsynthese: Die Energie wird durch den Abbau körpereigener Eiweiße gewonnen, zum Beispiel aus den Muskeln. Genetisch gesehen ein geniales Überlebensprinzip, da bei einem Nahrungsmangel dann auch der Energieverbrauch durch den verringerten Muskeltonus sinkt. Hat sich der Körper daran gewöhnt, wird er die Fettreserven nur in allergrößter Not herausrücken.

Zudem fühlt man sich bei einer solchen Diät sehr unwohl und schlapp. Erst wenn durch die Ernährung wieder genügend Kohlenhydrate bereitgestellt und durch Muskelarbeit oder Bewegung regelmäßig verbraucht werden, kommt es nach einer längeren Ausdauerbelastung endlich zur Fettverbrennung. Trainingseinsteiger sollten deshalb zuallererst den Fettstoffwechsel durch ein moderates, nicht zu anstrengendes Ausdauertraining aktivieren.

### SIND ZUSATZSTOFFE NÖTIG?

Wenn Sie sich ausgewogen und gesund ernähren, benötigen Sie eigentlich keine so genannten Nahrungsergänzungsprodukte. Damit sind Eiweiß, Vitamine, Mineralien und Spurenelemente gemeint. Diese werden meist künstlich hergestellt oder durch eine spezielle industrielle Bearbeitung konzentriert. Hochleistungssportler, Kranke, durch Stress oder durch einseitige Ernährung geschwächte Menschen, aber auch Raucher benötigen diese Ergänzungsmittel manchmal für eine begrenzte Zeit. Besprechen Sie die Einnahme solcher Präparate in jedem Fall mit Ihrem Arzt.

Wenn Sie beim Training sehr stark schwitzen, ist es unter Umständen sinnvoll, zusätzlich Kalzium, Kalium und Magnesium aufzunehmen, auch um Ihre Leistungen weiter zu steigern. Dafür müssen Sie aber keine Tablette nehmen: Die nötigen Mineralien enthalten frische Gemüse und Produkte aus Vollkorngetreide.

Und auch ein »normales« Mineralwasser erfüllt oft schon den Zweck eines isotonischen Getränks. Es wird lediglich etwas langsamer im Darm resorbiert. Auch eine gute Alternative: Saftschorle aus 30 Prozent Saft (ohne Zucker) und 70 Prozent Wasser.

## DIE MANPOWER-ERNÄHRUNGSTIPPS

Im Kapitel über Fatburning (ab Seite 95) haben Sie gelesen, dass nur eine Kombination von Ausdauertraining und vernünftiger Ernährung zum Ziel führt. Hier nun ein paar konkrete Tipps, wie Sie sich im Alltag bewusst gesund ernähren:

# GUT ESSEN: DIE BESSEREN ALTERNATIVEN

Viele möchten sich am liebsten gar nicht mit dem Thema Ernährung auseinander setzen – aus Angst, dass dann die komplette Umstellung des ganzen Speiseplans droht. Aber oft gibt es fettarme Alternativen, die ebenso lecker sind wie die »Kalorienbomben«. Im Folgenden haben wir Ihnen aufgelistet, welche Nahrungsmittel das Anlagern von Fettpölsterchen unterstützen – und wie Sie diese ersetzen können.

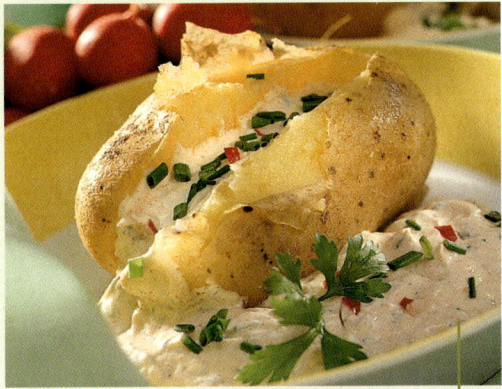

*Statt Pommes & Co.: Ofenkartoffel mit leckerem Kräuterquark.*

**Weißmehlprodukte (Weißbrot, helle Brötchen, Croissants und Ähnliches)**
♦ Besser: Vollkornbrot und -knäcke; Vollreiswaffeln

**Fettes Fleisch**
♦ Besser: fettarmes Fleisch, Geflügel oder Fisch. Konkret: statt Rinderhack Tatar, statt Schweinemett Schweinefilet.

**Aufschnitt, Wurst (zum Beispiel Leberwurst, Salami und Mortadella)**
♦ Besser: fettarmen Fisch (etwa Filet von Dorsch, Seelachs, Scholle oder Zander) oder Kräuterquark mit 0,3 Prozent Fett

**Frittiertes und Paniertes**
♦ Besser: Gegrilltes, Gebackenes, Gedünstetes oder Gekochtes

**Fette Fische wie Makrele, Lachs, Aal oder Thunfisch**
♦ Besser: Kabeljau, Zander, Barsch, Lachsfilet

**Vollmilch mit 3,5 Prozent Fett**
♦ Besser: fettarme Milch mit 1,5 Prozent oder – noch besser – 0,3 Prozent fettarme oder entrahmte Milch (Magermilch).

**Sahne, Crème fraîche, Sahnejoghurt und Schmand**
♦ Besser: fettarme Dickmilch, Magerjoghurt, Kefir

**Camembert und fetter Käse wie Edelpilzkäse oder Mascarpone**
♦ Besser: Magerquark, Harzer

**Kuchen, Kekse**
♦ Besser: Äpfel, Birnen, Karotten, Paprika

**Sahneeis**
♦ Besser: gekühlter fettarmer Joghurt mit Früchten oder Sorbet

**Süßigkeiten wie Schokolade und Mousse au chocolat**
♦ Besser: Obst oder Gemüse

**Chips, Cracker oder Pommes frites**
♦ Besser: Ofenkartoffeln mit Quark

➤ *Frühstück:* Es sollte reichlich ausfallen. Essen Sie zum Beispiel ein Müsli aus Getreideflocken mit Magermilch und frischem Obst wie Bananen oder Äpfeln. Alternative: Vollkorn- oder Knäckebrot mit frischem Gemüse wie Gurken, Tomaten, Paprika oder Karotten belegt.

➤ *Mittagessen:* Es sollte ebenfalls reichlich sein und wenigstens zur Hälfte aus Salaten oder kurz gegartem Gemüse bestehen. Ein weiteres Viertel sollten kohlenhydratreiche Nahrungsmittel wie Kartoffeln oder Reis ausmachen. Nur maximal ein Viertel sollte Fleisch oder Fisch sein.

➤ *Zwischenmahlzeit:* Die besten Snacks sind kleine Salate oder etwas Obst.

➤ *Abends*: Essen Sie leicht und wenig – am besten leicht verdauliche Eiweißsnacks wie Fisch oder Gemüsesuppe. Auf rohes Gemüse oder Salate jetzt besser verzichten.

## TIPP

### Süß, sauer, salzig – von jedem Geschmack etwas

Unser Geschmackssinn hilft uns meist schon, die individuell optimalen Nahrungsmittel für uns zu finden. Die verschiedenen Geschmacksstoffe haben zudem eine unterschiedliche Wirkung auf die Verdauungsprozesse und den gesamten Stoffwechsel. Die folgende Auflistung orientiert sich am ayurvedischen Ernährungskonzept. Alle Geschmacksrichtungen sollten in der Ernährung vorkommen. Wichtig ist eine typgerechte Verteilung, um den gesamten Stoffwechsel zu harmonisieren. Dies wirkt positiv auf das Wohlbefinden, das Körpergewicht sowie auf die gesamte Gesundheit.

➤ **Süßes** verlangsamt zunächst die Verdauung etwas. Es löst Wohlbefinden aus. Genießt man zu viel Süßes, wird man schnell schwer und träge.
Zum Beispiel: Bananen, süße Früchte, Marmelade, Honig oder Süßigkeiten.

➤ **Saures** ist leicht anregend und erfrischend. Isst man zu viel davon, wird die Verdauung überstimuliert. Beim Krafttypen wird durch Saures sogar eine Gewichtszunahme gefördert, da es Flüssigkeit im Körper bindet. Zum Beispiel: Zitrusfrüchten, sauer Eingelegtem oder Essig.

➤ **Salziges** wirkt ebenfalls leicht anregend und stabilisierend, führt im Übermaß aber zu Gewichtszunahme, Wasseransammlungen und Bluthochdruck.
Zum Beispiel: Snacks, Knabbereien, aber auch in hohen Mengen in Fertigprodukten.

➤ **Scharfes** wirkt verdauungsanregend und wasserabführend. Es gleicht die anderen Geschmacksrichtungen aus. Für den Athleten ist es nur in kleinsten Mengen verträglich. Zudem erhöht scharfes Essen das Risiko für eine Magenschleimhautentzündung. Zum Beispiel: Peperoni, Pfeffer und Meerrettich.

➤ **Bitteres** regt die Verdauung an und ist sehr gut für den Krafttypen, aber weniger für den Ausdauertypen geeignet. Zum Beispiel: fast alle Kräutergewürze.

➤ **Adstringierendes** (Zusammenziehendes) verlangsamt die Stoffwechselprozesse im Körper und wirkt leicht wasserabführend. Es ist gut für den Athleten und den Krafttypen, aber weniger gut für den Ausdauertypen. Zum Beispiel: Spargel, Äpfel, Quitten, Rhabarber und Salbei.

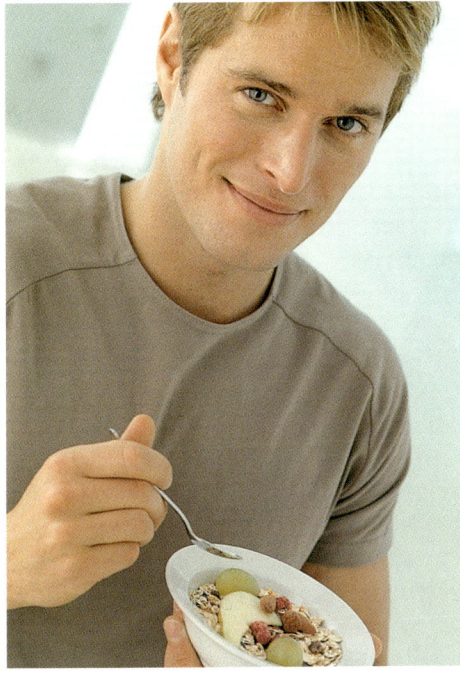

*Das perfekte Frühstück: ein Müsli aus Haferflocken mit frischem Obst.*

➤ **Nachtisch:** Der im Dessert enthaltende Zucker bringt Ihren Zuckerspiegel schnell nach oben – und lässt ihn dann ebenso rasch wieder sinken. Die Folge: Sie bekommen schnell wieder Hunger. Also halten Sie sich am Ende des Menüs lieber zurück.

➤ **Alkohol:** Wenn es wirklich unbedingt sein muss, trinken Sie besser etwas vor oder während des Essens als danach.

➤ **Nachts:** Essen Sie jetzt am besten gar nichts mehr. Wenn der nächtliche Hunger doch mal zu groß ist, probieren Sie den Geheimtipp der Kraftsportler aus: Essen Sie einen kleinen Eiweißsnack, zum Beispiel etwas Hühner- oder Putenbrust. Versuchen Sie um diese Zeit Kohlenhydrathaltiges wie Brot zu vermeiden. Langfristig die beste Lösung: Gewöhnen Sie sich daran, morgens und tagsüber mehr zu essen.

## SO KLAPPT DAS »UMSTEIGEN«

Versuchen Sie Ihre Ernährungsgewohnheiten nach und nach so umzustellen, dass Ihre Nahrung schließlich aus 90 Prozent optimalen Lebensmitteln und 10 Prozent Genussmitteln besteht. Überfordern Sie sich nicht: Unser Unterbewusstsein hilft uns nur neue Verhaltenweisen zu etablieren, wenn diese das Leben spürbar verbessern. Gönnen Sie sich also auch weiterhin, was Sie gern mögen – aber in Maßen: Genießen Sie lieb gewonnene Nahrungsmittel wie Käse, Chips und Schokolade bewusst als einen Luxus. Essen Sie sehr wenig, dafür von allerbester Qualität – das ist zwar teurer, aber Sie essen ja auch nicht mehr so viel davon, und vor allem nicht zum Sattwerden – aber einen Champagner trinken Sie ja auch nicht als Durstlöscher.

## DIE ERNÄHRUNGSTIPPS FÜR DEN AUSDAUERTYPEN

Gratulation! Sie gehören zu den Menschen, die nur sehr langsam Fettpolster aufbauen.

➤ Das tut Ihnen besonders gut: Vollwertige Kohlenhydrate wie alle Gemüsesorten (am besten schonend gegart), Blattgemüse, Kürbis, Hülsenfrüchte, Vollkornprodukte sowie Fisch, Eier, Geflügel und Wild.

➤ Das sollten Sie reduzieren: Zucker und Zuckerhaltiges (Limonaden, Schokolade, Honig, Marmelade, Sirup), Weißmehlprodukte (Brötchen, Croissants, Kekse, Kuchen, Waffeln), Nudeln und Popcorn sowie Frühstücksgetreide und Milchprodukte (Milch, Käse, Joghurt, Sahne, Butter, Eis), Äpfel, alle Kohlsorten und Rohkost.

➤ Meiden Sie möglichst kalte Getränke und Speisen, dazu gehört auch Eiscreme.

## TIPP

### Kleine Sünden sind erlaubt

♦ **Die süße Sünde:** Eigentlich sind ja gar keine Süßigkeiten erlaubt. Müssen Sie sich zwischen 4 Gummibärchen und einem Stück Schokolade entscheiden, so sind die Gummibärchen zwar besser, weil sie Zucker ohne Fett enthalten. Ab einer gewissen Menge wird aber auch dieser Zucker in Fettpolster verwandelt. Also: Eine kleine Süßigkeit vor dem Essen ist in Ordnung. Aber nicht abends, nach dem Essen oder als Zwischenmahlzeit.

♦ **Die Ausnahme-Sünde:** Wenn Sie einmal über die Stränge schlagen, etwa bei einem guten Fünf-Gänge-Menü, ist das nicht schlimm, besonders wenn Sie viel Sport treiben. Es gibt in unserem Körper so etwas wie einen Gewichtsregler, der das aktuelle Gewicht festlegt. Erst durch eine anhaltende Veränderung der Ernährungsgewohnheiten wird dieser Regler verschoben – und das passiert durch dauerndes Sündigen.

♦ **Die schnelle Sünde:** Wenn Sie der Fast-Food-Versuchung alle 2 bis 3 Wochen erliegen, kein Problem. Aber genießen Sie es: Nehmen Sie sich Zeit für den seltenen »Leckerbissen«.

*Das ist außerdem für Sie wichtig:*

➤ Essen Sie regelmäßig fünf bis sechs kleinere, möglichst warme Mahlzeiten mit ausreichend Flüssigkeit über den Tag verteilt.

➤ Trinken Sie sehr viel Flüssigkeit über den Tag verteilt, drei bis vier Liter sind optimal.

➤ Nehmen Sie Nahrungsmittel aller sechs Geschmacksrichtungen zu sich, essen Sie aber hauptsächlich süße, saure und salzige, jedoch nur wenig scharfe und bittere Nahrungsmittel (siehe Kasten Seite 122).

*Extratipps für Kopfarbeiter und Vielsitzer:*

➤ Trinken Sie viel stilles Wasser, außerdem grünen Tee, Kräuter- oder Rooibusch-Tee. Suppen tun Ihnen gut – nur nicht zu heiß und zu scharf. Auch gut: Fisch oder Geflügel mit Reis, außerdem Omelett, süße Früchte wie Bananen oder Trockenobst.

## DIE ERNÄHRUNGSTIPPS FÜR DEN ATHLETEN

Sie haben beste Voraussetzungen, Ihre Ziele in Sachen Ernährung zu erreichen: Der Athlet verfügt über einen aktiven Stoffwechsel und baut oft rasch Muskeln auf.

➤ Das tut Ihnen besonders gut: Viel frisches Obst, Gemüse, grüne Salate, Vollkornreis, weißes Geflügel und Fisch (aber keine Schalentiere), Wild, Sojaprodukte, Olivenöl, Oliven, Avocados, Mandeln, Erdnüsse und Cashewkerne (in kleinen Men-

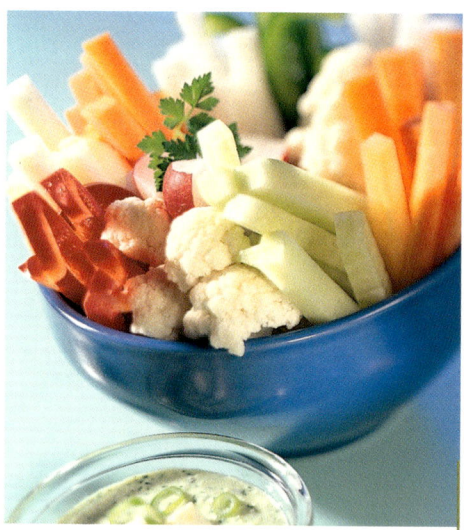

*Greifen Sie häufiger zu gesunden, knackigen Snacks wie Gemüse & Co.*

gen), reichlich (fettarme) Milch, Hütten-käse und Vollkornprodukte.

➤ Das sollten Sie reduzieren: Zucker und Zuckerhaltiges (Limonaden, Schokolade, Honig, Marmelade, Sirup), Weißmehlpro-dukte (Brötchen, Croissants, Kekse, Kuchen, Waffeln), Popcorn, Rind- und Schweinefleisch, Innereien, Lamm (vor allem in Fett gegart) und Aufschnitt, Alko-hol – vor allem süße Weine –, Eiscreme, Kaffee und koffeinhaltige Getränke, salz-haltige Snacks, zu viele Tomaten, Chilis, rohe Zwiebeln und Knoblauch.

*Das ist außerdem für Sie wichtig:*
➤ Nehmen Sie drei, besser sogar vier bis fünf Mahlzeiten pro Tag ein, so dass Sie etwa alle drei Stunden etwas essen.
➤ Trinken Sie viel Flüssigkeit über den Tag

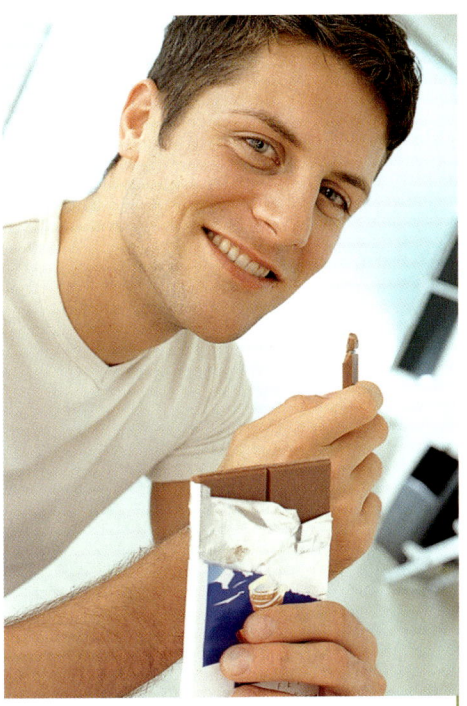

*Ab und an eine kleine Sünde ist erlaubt – wenn Sie ansonsten immer gesund essen.*

## TIPP

### Welche Ernährungstipps gelten für Mischtypen?

WENN SIE SICH recht eindeutig einem Typen zuordnen können, folgen Sie den ent-sprechenden Tipps. Falls nicht, gilt generell:

◆ **Der Mischtyp Ausdauertyp/Athlet** orien-tiert sich für das Abnehmen an den Tipps für den Ausdauertypen. Wenn er Muskel-masse aufbauen möchte, gelten die Tipps für den Athleten.

◆ **Der Mischtyp Athlet/Krafttyp** folgt beim Abnehmen den Krafttypen-Tipps, beim Mus-kelaufbau den Tipps für den Athleten.

◆ **Der Mischtyp Krafttyp/Ausdauertyp** er-nährt sich zum Abnehmen gemäß den Kraft-typen-Tipps, beim Muskelaufbau orientiert er sich an den Tipps für den Ausdauertypen.

verteilt, möglichst bis zu vier Liter.
➤ Nehmen Sie Nahrungsmittel aller sechs Geschmacksrichtungen zu sich (siehe Kasten auf Seite 122). Bevorzugen Sie dabei süße, leicht bittere und adstringierende Speisen und Gewürze. Essen Sie nicht zu viel Scharfes, Saures und Salziges.

*Extratipps für Kopfarbeiter und Vielsitzer:*
➤ Immer gut: Geflügel oder Fisch mit Reis. Und vor allem: Bananen – sowie alle ande-ren süßen Früchte. Trinken Sie vor allem stilles Wasser. Das finden Sie langweilig? Dann versuchen Sie es doch mal mit sehr leichten Fruchtschorlen (30 Prozent Saft mit 70 Prozent Mineralwasser).

## DIE ERNÄHRUNGSTIPPS FÜR DEN KRAFTTYPEN

Ihnen bekommt warme leichte und trockene Nahrung. Nehmen Sie nicht zu viel Flüssigkeit zu sich. Die fettarme asiatische und lateinamerikanische Küche ist für Sie besonders geeignet.

---

### TIPP

#### Fatburning: Essen Sie sich schlank

♦ Wenn Sie lästige Fettpolster bekämpfen möchten, nehmen Sie insgesamt weniger Kohlenhydrate zu sich. Das heißt, reduzieren Sie etwa an jedem zweiten Tag Getreideprodukte wie Brot, Nudeln und Kartoffeln auf Ihrem Speiseplan. Erhöhen Sie die Eiweißzufuhr in Form von Fisch und Geflügel. An den anderen Tagen essen Sie ruhig wieder ein paar Kohlenhydrate, damit es nicht zum Muskelabbau kommt.

♦ Steigern Sie den Ballaststoffanteil und essen Sie viel Rohkost, außerdem Gemüse und Gemüsebrühen. Verwenden Sie Salz sparsam. Würzen Sie ab und zu etwas pikanter, dies regt den Stoffwechsel und auch die Fettverbrennung an. Also: wenig Kohlenhydrate, wenig Fett, aber viel Eiweiß.

♦ Noch einige Empfehlungen für die einzelnen Körpertypen:
Als Ausdauertyp essen Sie Geflügel, Fisch und Omelett mit Gemüse. Nehmen Sie möglichst wenig Milchprodukte zu sich.
Für Athleten eignen sich vor allem Geflügel, Fisch und Salat. Nehmen Sie möglichst wenig Milchprodukte zu sich.
Krafttypen helfen Thunfisch ohne Öl, Salat und Eiweißshakes mit fettarmer Milch und ohne Zucker beim Abnehmen.

---

➤ Das tut Ihnen besonders gut: Viel frisches Obst, Gemüse und grüne Salate; Vollkornprodukte, Fisch, Geflügelfleisch und fettarme Milchprodukte.

➤ Das sollten Sie reduzieren: Frittiertes, Gebackenes, Lebensmittel mit tierischen Fetten, Eier, Fleisch, Vollfett-Milchprodukte (etwa Sahne, Käse, Dips, Butter), zu viel Salz, Weißmehlprodukte (Brötchen, Croissants, Kekse, Kuchen, Waffeln), Süßigkeiten, Limonade, Schokolade und Popcorn.

#### Das ist außerdem für Sie wichtig:

➤ Essen Sie drei bis vier kleine Mahlzeiten am Tag.

➤ Nehmen Sie Nahrungsmittel aller sechs Geschmacksrichtungen zu sich (siehe Kasten Seite 122). Bevorzugen Sie aber scharfe, leicht bittere und adstringierende Speisen, Gewürze und Kräuter. Meiden Sie ein Übermaß an Süßen, Saurem und Salzigem.

➤ Bevorzugen Sie anregende Getränke wie Matetee, grünen oder Pu-Erh-Tee, gelegentlich auch Kaffee.

➤ Essen Sie abends nur leichte Kost wie Gemüse.

➤ Trinken Sie nicht zu viel Flüssigkeit über den Tag verteilt, bis zu zwei Liter.

#### Extratipps für Kopfarbeiter und Vielsitzer:

➤ Als einziger Körpertyp vertragen Sie ab und zu gut einen Kaffee. Generell bekommt Ihnen alles Anregende. Immer gut: Salate und Obst wie Äpfel, Birnen, Pfirsiche, Rosinen. Oder »Fingerfood«: leckere Gemüsestücke – Karotten, Gurken, Paprika, Kohlrabi, Sellerie und Rettich, vielleicht mit einem leichten Joghurt- oder scharfen Salsa-Dip. Ist der Hunger größer, essen Sie dazu eine Scheibe Vollkornbrot mit fettarmem Quark und etwas Pfeffer.

# ENTSPANNT UND ATTRAKTIV

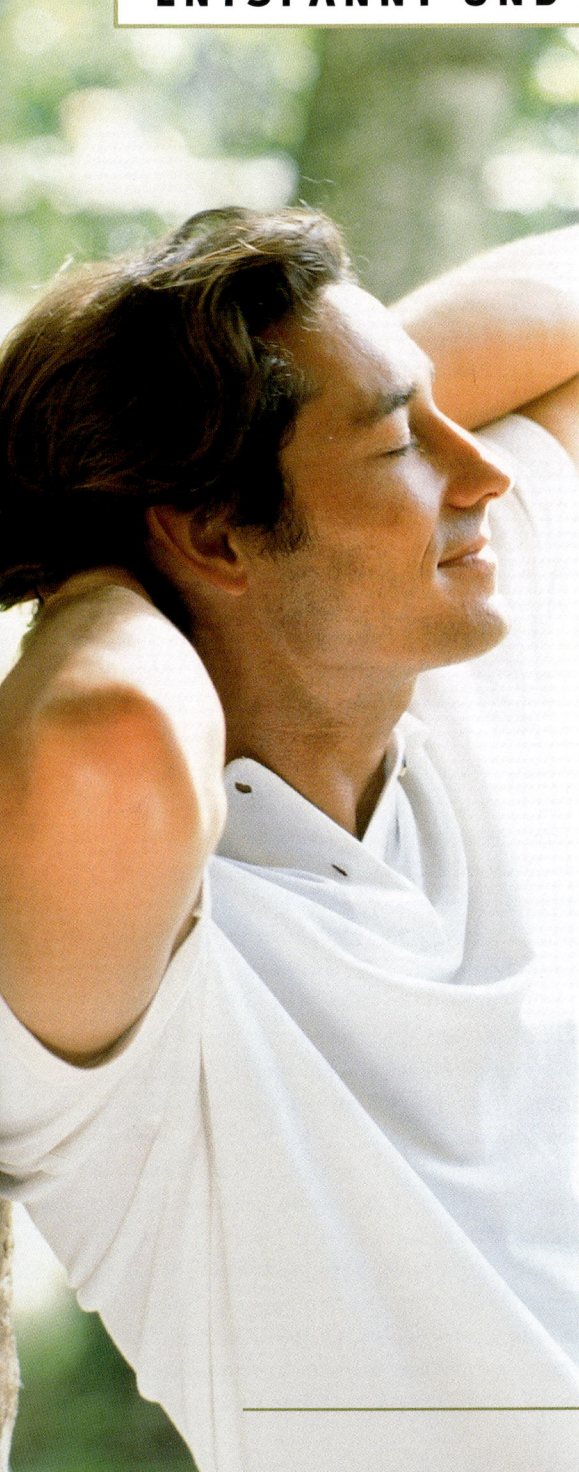

Das haben Sie sicher schon erlebt: Sie beschäftigen sich ewig mit einem Problem. Aber die geniale Lösungsidee will und will nicht kommen. Erst als Sie sich eine Pause gönnen oder längst ganz abgeschaltet haben – etwa unter der Dusche –, fliegt sie Ihnen dann plötzlich zu.

Selbst unsere Muskeln wachsen nicht beim Training selbst, sondern in der Ruhephase (siehe Seite 45). Geist und Seele geht es ähnlich: Auch sie brauchen regelmäßige Auszeiten. Pausen machen Sie leistungsfähiger – und freier. Frei fühlt sich jedoch heute kaum jemand: Verpflichtungen, Arbeit, Sorgen halten uns in einem Hamsterrad, dem kaum noch zu entkommen ist.

### WIE ENTSTEHT STRESS?

Stressauslöser gibt es viele: Alltagsärger, Lärm, Streit oder Probleme mit Familie oder Freunden, permanente Überlastung durch zu viel Arbeit, Menschenmassen, Warteschlangen, Staus, chemische Schadstoffe oder Drogen … All diese äußeren Reize, aber auch innere Ursachen wie Ängste, lösen im Körper typische Reaktionsmuster aus. Der Körper erkennt die Stresssituation und bereitet sich auf Angriff oder Flucht vor. Hormone wie Adrenalin werden ausgesendet. Sie beschleunigen die Atmung, erhöhen den Blutzuckerspiegel und behindern die Verdauung. Treten solche Situationen ständig auf, spricht man von Distress, während ein

*Wenn Sie Körper, Seele und Geist oft Gutes tun, hat Stress keine Chance.*

gesundes Maß an Stress – der Eustress – sogar als lebensnotwendig gilt.

Viele Menschen brauchen ständig Aufregung und auch die Möglichkeit, sich engagiert für eine Sache einzusetzen. Dies setzt auch Glückshormone im Körper frei. Es ist wie ein Rausch, man fühlt, dass man Dinge in Bewegung setzt und dass das, was man tut, wichtig ist. Die Schattenseiten: Wird dieses Engagement fast nur mental genutzt, kommt es in Ihrem Körper zum Energiestau. Denn gerade Büromenschen haben zwar eine Menge Stress, sitzen aber den ganzen Tag am Schreibtisch – ohne Bewegung.

## ACHTUNG: DIESE WEGE FÜHREN NICHT AUS DER STRESSFALLE

Die meisten Menschen versuchen in Stresszeiten mit Fluchthelfern wie Alkohol, Zigaretten oder Kaffee dem Druck zu entkommen. Aber das sind keine wirklichen Helfer.

➤ *Nikotin als Konzentrationshilfe?*

Sobald Sie sich für die Fitness entschlossen haben, werden Sie sehen: Rauchen passt überhaupt nicht dazu. Nicht nur, dass es zahlreiche gesundheitsschädliche Folgen haben kann – etwa Arteriosklerose, chronische Bronchitis und Bluthochdruck. Es reduziert auch die Sauerstoffmenge, die über die Lunge ins Blut transportiert wird. So wird der positive Effekt eines regelmäßigen Ausdauertrainings erheblich gemindert, und die Atemwege werden unnötig gereizt.

➤ *Alkohol zum Entspannen?*

Alkohol ist ein gesellschaftlich etabliertes Mittel, um zu entspannen, soziale Kontakte zu gestalten – und gehört häufig

zum Rahmen festlicher oder besonderer Momente. Wir möchten Sie nicht zum Abstinenzler machen: Eine kleine Menge Alkohol gilt laut Studien sogar als gesund. Alkohol erweitert die Gefäße, fördert die Durchblutung und hilft auch, Stresshormone wieder abzubauen. Hierin besteht aber leider auch die große Gefahr geistiger und körperlicher Abhängigkeit.

Die Kehrseite der positiven Wirkungen: Alkohol entzieht dem Körper Flüssigkeit und beschleunigt den Alterungsprozess. Er lässt den Blutzucker erst ansteigen, dann rasch fallen, was häufig zu Heißhungerattacken führt. Und der Alkoholzucker wird vom Körper direkt in Körperfett umgewandelt. Für Athleten und Krafttypen ist zu viel Alkohol besonders schädlich.

➤ *Mit Kaffee leistungsfähiger werden?*

Das Koffein im Kaffee soll uns wach machen. Häufig bringt das Koffein aber leider nur einen kurzen Leistungsschub. Danach ist man oft noch müder als vorher.

Außerdem wird dem Körper Flüssigkeit entzogen. Die bessere Alternative: Grüner Tee oder Matetee.

➤ *Geschmacksverstärker machen Stress*

Sie regen die Geschmacksnerven an – und geben faden, minderwertigen Nahrungsmittel einen besseren Geschmack. Geschmacksverstärker stecken in fast jedem Fertiggericht und vielen anderen Nahrungsmitteln. Aber leider wirken sie im ganzen Körper: Ihm wird mehr Intensität suggeriert, was ihn unnötig unter Stress setzt. Meiden Sie deshalb Produkte mit Geschmacksverstärkern.

➤ *Fernsehen zum Abschalten?*

Sie haben den ganzen Tag lang alles gege-

---

## TIPP

### *Bürostress war gestern ...*

Wenn's im Job mal wieder heiß hergeht, versuchen Sie es mit einem der folgenden Tipps. Nicht jeder ist ein Geheimtipp. Aber alle sind einfach und schnell durchführbar.

➤ **Setzen Sie sich realistische Ziele**

Versuchen Sie nicht, alles auf einmal zu tun: Setzen Sie sich klare Ziele. Sortieren Sie diese nach Priorität und legen Sie umsetzbare Termine dafür fest. Vergessen Sie nicht, dass auch Regeneration ein wichtiges Ziel ist – und entsprechend Zeit braucht.

➤ **Delegieren Sie Arbeit**

Geben Sie Arbeit ab, nutzen Sie die Fähigkeiten Ihrer Mitstreiter! Warten Sie bei neuen Aufgaben immer erst mal ab, bevor Sie alles an sich reißen. Oft sind die anderen schon gewohnt, dass immer Sie alles machen. Geben Sie ihnen Zeit, selbst aktiv zu werden.

➤ **Bleiben Sie bei der Sache**

Sie werden im Büro häufiger durch private Telefonate unterbrochen? Versuchen Sie, für Geschäftliches und Privates verschiedene Haltungen einzunehmen: Dienstliche Gespräche erledigen Sie im Sitzen, für private stehen Sie auf und drehen sich vom Schreibtisch weg.

➤ **Tun Sie nichts »auf den letzten Drücker«**

Sie konnten bislang nur unter Termindruck wirklich gut arbeiten? So finden Sie nie den Weg zu innerer Freiheit. Legen Sie stets selbst fest, wann etwas fertig sein soll. Und versuchen Sie, immer schon vor dem eigentlichen Termin fertig oder anwesend zu sein.

➤ **Schaffen Sie sich Rituale**

Für Arbeiten, auf die Sie sich besonders konzentrieren müssen, sollte es einen speziellen Ort geben. Zum Beispiel können Sie Ideen den letzten Schliff an einem Stehpult geben.

➤ **Raus gehen – statt aus der Haut zu fahren**

Sie haben sich gedanklich festgefressen und kommen nicht weiter? Gehen Sie für einige Minuten vor die Tür oder den Balkon. Gestatten Sie sich bewusst eine kurze Unterbrechung, genießen Sie diese – danach läuft es sicher besser!

ben und möchten jetzt endlich einmal abschalten. Sie suchen Entspannung vor dem Fernseher? Einen Spielfilm lang ist das okay. Doch wenn Sie länger vor der Flimmerkiste sitzen, fühlen Sie sich schnell wie gerädert. Dasselbe gilt übrigens auch für Video- und PC-Spiele. Ein gutes Buch oder eine Entspannungstechnik bringen Ihnen in kürzerer Zeit viel mehr.

## TIPP

### Die magischen 7 für mehr Ausgeglichenheit

**1.** Lernen Sie, sich auch schnell zwischendurch zu entspannen – durch regelmäßige Übung einer oder verschiedener Entspannungstechniken (Anregungen ab Seite 135).
**2.** Ernähren Sie sich richtig und treiben Sie regelmäßig Sport.
**3.** Schlafen Sie ausreichend.
**4.** Keine unnötigen Sorgen: Setzen Sie alles in die richtige Perspektive. Erkennen Sie, was wirklich wichtig ist – und was nicht.
**5.** Organisieren Sie sich gut: Ein unordentliches, unorganisiertes Leben führt oft zu Stress. Verlassen Sie die Ein-Opfer-der-Umstände-Rolle. Bestimmen Sie so oft wie möglich, was Sie tun und wann Sie es tun.
**6.** Sorgen Sie für ein starkes soziales Netz. Verbringen Sie Zeit mit Ihrer Familie, Ihren Freunden und Bekannten. Suchen Sie Menschen in Ihrem Leben, die Ihnen zuhören und die Sie gern haben.
**7.** Humor hilft fast immer. Lachen Sie über die kleinen Ärgernisse des Lebens. Und vor allem: Lachen Sie über sich selbst und nehmen Sie sich nicht zu ernst.

## EINFACH MAL WIEDER ABSCHALTEN ...

Es gibt Wege, dem Stress zu entkommen. Hier ein paar einfache Entspannungstricks, die schnell und zuverlässig dabei helfen:

### Ohrläppchenmassage

An den Ohrläppchen liegen viele Akupressurpunkte. Kneten Sie mit Daumen und Zeigefinger von den Ohrläppchen ausgehend mit kräftigen kreisenden Bewegungen mehrmals am äußeren Rand der Ohrmuschel von unten nach oben und wieder zurück zum Ohrläppchen. Das regt den Stoffwechsel an und löst Verspannungen.

### Auf den Zehen abrollen

Ziehen Sie die Schuhe aus, stellen Sie sich auf die Zehenspitzen und rollen Sie langsam über den Fußballen ab. Diese Bewegung mehrmals durchführen. So werden die Fußreflexzonen stimuliert und der Kreislauf angeregt.

### Palming

Hilft müden Augen, die zu lange in den Computer schauen müssen: Beide Hände so wölben, als würden Sie Wasser aus einem Bach schöpfen wollen. Halten Sie beide Handflächen für eine Minute so vor die Augen, dass es völlig dunkel ist.

### Beine hochlegen

Legen Sie sich rücklings auf den Boden, in der Nähe einer Wand. Jetzt die Füße gegen die Wand stellen, die Arme locker um den Kopf schlingen. Einige Minuten so liegen bleiben, bewusst die Gedanken auf etwas Angenehmes lenken und tief durchatmen.

## STRESSFREI – AUCH ZU HAUSE

Das Leben besteht nicht nur aus Arbeit: Und Ihre Freizeit sollte der Raum sein, in dem Sie sich erholen können. So klappt es.

### *Freunde treffen*

Was macht eine richtige Männerfreundschaft aus? Sie schätzen sich, aber Sie sind unabhängig voneinander. Dadurch können Sie stets Sie selbst sein, Sie müssen sich nicht verstellen. Sie können gemeinsam losziehen, Fußball gucken oder spielen. Wichtig ist einfach, zusammen zu sein und sich verstanden zu fühlen. Pflegen Sie den Kontakt zu Ihren Freunden. Gute Freunde sind ein Spiegel Ihres Ichs.

### *Träume wahr machen*

Den Segelschein machen, Saxophon spielen lernen, einen Oldtimer restaurieren – jeder hat einen Traum, für den man nie Zeit und Muße zu haben glaubt. Machen Sie Ihren Traum wahr – vielleicht schrittweise. Aber tun Sie es und lassen Sie sich nicht von Ausflüchten wie »keine Zeit« abhalten. Hauptsache, Sie haben Spaß dabei.

### *Entdecken Sie am Sonntag die Welt neu*

Samstag und Sonntag sind für die meisten die Tage mit dem höchsten Freizeitwert. Schlafen Sie am Sonntag trotzdem nicht zu lange aus, sonst gerät Ihr Schlafrhythmus völlig aus dem Lot, und Sie fühlen sich am Montagmorgen wie zerschlagen. Am Sonntag sollten Sie wirklich tun, auf was Sie Lust haben. Entdecken Sie Neues und Unbekanntes. Lesen Sie ein Buch oder eine Zeitschrift zu einem Thema oder Fachgebiet, von dem Sie überhaupt noch nichts wissen. Oder besuchen Sie eine Ausstellung.

## UND WIE ENTSPANNEN SIE AM BESTEN?

Mit den folgenden Anregungen können Sie auf einen Blick sehen, welche Entspannungsmethoden am besten für Ihren Körpertyp geeignet sind – vielleicht probieren Sie die eine oder andere aus?

### SO KOMMT DER AUSDAUERTYP ZUR RUHE

Der Ausdauertyp gilt eher als etwas unstet und oft auch hektisch. Sie langweilen sich recht schnell und stürzen sich in immer neue Projekte. Achten Sie darauf, sich nicht zu viel auf einmal vorzunehmen. Suchen Sie Möglichkeiten, wie Sie Ihre sprudelnden Ideen auch anderen Menschen zur Verfügung stellen können.

Ein langsames, aber abwechslungsreiches, auf Kraft orientiertes Training hilft Ihnen, sich immer wieder neu herausgefordert zu fühlen, aber auch, sich zu zentrieren..

Alle Kampfsportarten (siehe Seite 33) helfen Ihnen, mit Spaß überschüssige Energien loszuwerden.

### PAUSEN FÜR DEN ATHLETEN

Als Athlet sind Sie ein zuverlässiger Freund und Ratgeber. Sie können viel bewegen, aber übergehen oft Ihre eigenen Bedürfnisse und muten sich einfach zu viel zu. Ein moderates sportliches Training mit dem Schwerpunkt auf Kraftausdauer hilft Ihnen, in Ihrer Mitte zu bleiben.

Abwechslung ist für Sie besonders wichtig, um die Balance zwischen Anregung und Erholung zu finden.

Sie entspannen am besten, wenn Sie sich mit Freunden treffen, ein Bad nehmen, ein Buch lesen oder einen Spaziergang machen. Ruhige Entspannungstechniken und solche mit langsamen Bewegungen sind ideal für Sie: zum Beispiel Tai Chi, Qi Gong, aber auch autogenes Training und Yoga (siehe Kompass ab Seite 136).

### SO ENTSPANNT DER KRAFTTYP

Der Krafttyp ist von Natur aus eher gelassen. Sogar wenn es überall kracht, sind Sie der ruhende Pol, der alles zusammenhält. Für Sie ist deshalb ein gewisses Maß an Aufregung und Bewegung wichtig.

Von der Konstitution her sind Sie der Stärkste von allen Typen. Diese Stärke sollten Sie nutzen: Ein regelmäßiges Ausdauertraining fördert Ihre unglaubliche Power. Radfahren, Rudern, zügiges Spazierengehen (siehe Sportarten ab Seite 30) und alle Freizeitaktivitäten, bei denen Sie in Bewegung bleiben, sind ideal für Sie.

Wenn Sie sich unwohl oder gestresst fühlen, sorgen Sie für mehr Geborgenheit und Harmonie in Ihrem Leben, aber nicht um jeden Preis. Zeigen Sie andern auch Grenzen, gerade wenn es darum geht, Ihre Hilfe anzubieten.

## RUNDUM GEPFLEGT

Sport, Ernährung, Entspannung – nun noch ein bisschen Pflege, und Sie fühlen sich rundum gut! Keine Sorge: Mit unseren Tipps verbringen Sie bestimmt keine Stunden im Bad. Im Gegenteil: Wir zeigen Ihnen, wie Sie etwas für Ihre Körperpflege tun und dabei noch Zeit sparen können.

### EIN HAARIGES THEMA

Sind Sie beim Sport ordentlich ins Schwitzen gekommen? Dann waschen Sie am besten beim Duschen gleich die Haare mit. Benutzen Sie dafür aber immer ein Shampoo und nicht einfach Ihr Duschgel.

➤ *Schuppen*
Antischuppenshampoos bekommen Sie in der Apotheke oder Drogerie. Sie beseitigen Schuppen innerhalb etwa einer Woche.

➤ *Haarausfall*
Wann und wie stark Ihre Haare ausfallen, ist genetisch bedingt und lässt sich leider nicht wirklich beeinflussen. Verzichten Sie also auf teure Wundermittel. Eine gute Lösung bei fortgeschrittenem Haarausfall: die komplette Rasur des Kopfes. Das wirkt attraktiver, als wenn wenige verbliebene Haare über den Kopf gekämmt werden.

➤ *Graue Haare*
Auch wann die ersten grauen Haare kommen, ist genetisch bestimmt. Wenn Sie diese kaschieren wollen, fangen Sie am besten möglichst früh damit an und lassen Sie es vom Profi, Ihrem Friseur, machen. Sonst wirkt das Ergebnis schnell unnatürlich.

### RUND UM DEN BART

Viele Männer hassen es – jeden Morgen rasieren! So geht's schneller:

➤ *Für Nassrasierer*
Hier die erste Überraschung: Sie brauchen nicht unbedingt immer Rasierschaum! Waschen Sie Ihr Gesicht mit heißem Wasser. Legen Sie dann einen mit heißem Wasser befeuchteten Waschlappen für etwa 20 Sekunden auf die Stelle, an der Sie mit der Rasur beginnen. Dies macht die Haare viel weicher und die Rasur leichter. Verwenden

Sie Dreiklingen-Rasierer, sie sind sehr viel gründlicher. Aber Vorsicht! Sie sind auch deutlich schärfer als andere Rasierer.

Falls Ihre Haut sehr empfindlich ist, können Sie natürlich auch Rasierschaum verwenden. Am besten duschen Sie zuerst und tragen dann den Rasierschaum auf. In der Regel ist der Bart um die Kinn- und Mundpartie am widerstandsfähigsten, lassen Sie den Schaum hier am längsten einweichen und rasieren Sie hier zuletzt.

➤ *Für die Rasur mit dem Elektrorasierer*

Waschen Sie auch hierfür das Gesicht vorher – aber nicht zu heiß. Dann sehr gründlich abtrocknen. Bei der Elektrorasur sollten – im Gegensatz zur Nassrasur – die Barthaare möglichst hart sein. Experimentieren Sie auch mit einer Preshave-Lotion für die Elektrorasur.

➤ *Aftershave und Gesichtswasser*

Diese Nachbehandlung ist wichtig, denn sie erfrischt, desinfiziert kleine Verletzungen, kühlt und glättet die Haut. Wenn Sie trockene, empfindliche Haut haben, benutzen Sie eher ein Gesichtswasser mit wenig Alkohol oder einen Aftershave-Balsam.

## DUSCHEN UND BADEN

Sie wollen sich gut pflegen – ohne viel Zeit zu investieren? Verwenden Sie einmal pro Woche ein Duschgel mit Peelingkörnchen. Benutzen Sie auch Kombiprodukte wie Duschgele mit Feuchtigkeitslotion.

➤ *Duschen*

Gewöhnen Sie sich langsam an warmkalte Wechselduschen. Trainieren Sie dies, indem Sie die ersten Tage nur etwas kühler abduschen. Steigern Sie sich dann langsam im Laufe von 14 Tagen auf ganz kaltes Wasser. Beginnen Sie mit dem Wasserstrahl dabei immer mit den Füßen, dann die Beine hoch, weiter die Hände hoch zu den Armen und dann erst den Rumpf und Kopf. Die maximale Dauer liegt bei zwei Minuten. Warmkalte Wechselduschen sind starke Motoren für ein gutes Immunsystem und sehr anregend für Ihren Kreislauf. Zum Entspannen können Sie auch mal länger heiß duschen. Bei Erschöpfungszuständen helfen wechselwarme Duschen auch.

➤ *Baden*

Ein erfrischendes Bad sollte etwa 37 Grad warm sein. Ein Entspannungsbad hingegen sollte etwas über 37 Grad heiß sein.

Baden hilft vor allem Ausdauer- und Krafttypen dabei, sich zu entspannen.

## HAUTPFLEGE

Feuchtigkeitscremes für Gesicht und Körper beugen einer vorzeitigen Faltenbildung vor. Vor allem wenn Sie zu trockener Haut neigen, sollten Sie Ihrem Körper möglichst täglich eine Extraportion Feuchtigkeit spendende Creme gönnen, am besten eine Wasser-in-Öl-Emulsion. Auch normale Haut braucht ausreichend Feuchtigkeit. Fettige Haut benötigt speziell darauf abgestimmte milde Pflegeprodukte.

➤ *Augenringe*

Sie entstehen häufig durch Überanstrengung, Schlaf- und Flüssigkeitsmangel. Also schlafen Sie länger, schauen Sie öfter vom Bildschirm hoch – und trinken Sie ausreichend Wasser!

➤ *Sonnenbrand*

Eine gesunde leichte Hautbräune steht immer noch für Gesundheit und Attraktivität. Aber übertreiben Sie es nicht: Im Solarium und durch echte Sonne werden die Hautalterung, Austrocknung und Faltenbildung rapide beschleunigt. Also sonnen Sie sich maßvoll und hautgerecht. Und verwenden Sie Sonnensprays vor dem Sonnen und Feuchtigkeitssprays danach.

Nicht nur wegen der immer dünner werdenden Ozonschicht sollten Sie stets ausreichend Sonnenschutz verwenden. Dies gilt besonders beim Wintersport. Am besten lassen Sie sich vor Reisen schon zu Hause in Ihrer Drogerie beraten, welche Sonnenpflegeprodukte Sie mitnehmen.

## PFLEGE MIT HAND UND FUSS

➤ *Nagelpflege*

Wussten Sie, dass Frauen bei Männern sehr auf gepflegte Hand- und Fußnägel achten? Am besten schneiden Sie Ihre Finger- und Fußnägel nach dem Baden, dann geht es einfacher. Die Nagelhaut lässt sich dann auch leichter mit einem Holzstäbchen zurückschieben. Achten Sie bei den Fußnägeln unbedingt darauf, die Nagelecken nicht zu kurz zu schneiden, da sonst die Nägel einwachsen könnten.

➤ *Hornhaut*

Verwenden Sie besser keine Raspeln oder Bimsstein – die starke mechanische Belastung beschleunigt die Neubildung von Hornhaut. Besser ist eine spezielle Fußpeeling-Paste, die Sie regelmäßig beim Duschen auf der Fußsohle einmassieren.

➤ *Fußpilz*

Trockene Füße sind der beste Schutz vor Fußpilz! Trocknen Sie also nach dem Waschen Ihre Füße auch zwischen den Zehen sehr sorgfältig ab. Tragen Sie im Nassbereich – etwa im Fitness-Studio – Badeschuhe. Meiden Sie die Desinfektionsduschen in Schwimmbädern, denn hier finden sich oft die meisten Fußpilzerreger.

Zudem wird durch die Desinfektion die natürliche Abwehrkraft der Haut auf Dauer herabgesetzt.

Laufen Sie zu Hause öfter barfuß, tragen Sie luftige Schuhe, so dass Feuchtigkeit abziehen kann. Fußpilze bevorzugen ein feuchtwarmes »Klima«.

Wenn Sie eine Infektion doch nicht verhindern konnten, benutzen Sie handelsübliche Antifußpilzprodukte. Behandeln Sie Fußpilz in jedem Fall, sonst wächst er bis in die Fußnägel zum so genannten Nagelpilz.

## DÜFTE

Nun noch ein paar Worte zu einem ganz wichtigen Thema: Duft. Dieser sollte nie aufdringlich sein, sondern lediglich Ihren Typ unterstreichen. Die Körperstellen, an denen ein Duft sich optimal entwickelt, sind bei Männern übrigens andere als bei Frauen, nämlich: außen am Brustmuskel, zwischen Brust und Bauch, im Nacken, an den Innenseiten von Ellbogen und Handgelenk. Verreiben Sie Düfte nie, sie werden dabei zu heiß und verlieren ihre Wirkung.

➤ *Für den* Ausdauertypen

Bevorzugen Sie bei Duschgelen und Badeölen frische Düfte wie zum Beispiel Zitrus, Minze oder Eukalyptus – dies erfrischt und stärkt Sie.

➤ *Für den* Athleten

Lavendel sowie eher erdige oder holzige, aber nicht zu warme Düfte sind für Ihren Typ besonders wohltuend.

➤ *Für den* Krafttypen

Süße und warme Düfte sind für Ihren Typ besonders geeignet, zum Beispiel Vanille, Rose, Zimt und Ylang Ylang.

# DIE RICHTIGEN ENTSPANNUNGS-METHODEN FÜR IHREN TYP

Wie man zu sich selbst findet, ist letztlich unabhängig von Modetrends – es gibt für jeden eine oder mehrere Möglichkeiten, die ihm individuell am besten entsprechen. Bei der Suche danach will Sie dieser Ratgeber unterstützen: Ab Seite 131 haben Sie schon Vorschläge gefunden, welche Entspannungstechniken Ihrem individuellen Körpertyp besonders gut entsprechen.

Die Tabelle ab Seite 136 gibt Ihnen einen Überblick über einige der wichtigsten Entspannungstechniken. Von Therapien wie Akupressur und Alexandertechnik über Techniken wie Atemübungen und Qi Gong bis hin zu »Klassikern« wie Gebeten und Selbstgesprächen.

steht. Sie erfahren, ob Sie die Technik relativ leicht erlernen können oder etwas mehr Zeit und Geduld dafür aufbringen müssen – und ob Sie sie besser allein, mit Ihrer Partnerin, einem Partner oder einem ausgebildeten Lehrer durchführen können. Außerdem wird bewertet, ob die Disziplin leicht auszuführen ist, sich gut für »zwischendurch« eignet und wie teuer die Grundausrüstung oder eine sinnvolle Anzahl von Behandlungen beziehungsweise Lehrstunden ist. Die Übersicht zeigt auch, wie gut die jeweilige Entspannungstechnik für Ihren Typen geeignet ist.

Bei allen Testkriterien gilt: Es gibt von 1 bis 6 Punkte, wobei 6 die Bestnote ist (siehe auch Seite 29).

## STRESS, LASS NACH – ABER WIE?

Darüber hinaus enthält auch der Kompass ab Seite 30 einige Sportarten, die nicht nur für die Fitness, sondern auch zum aktiven Entspannen sehr gut geeignet sind: Golf, Kampfsportarten und Yoga. Wenn Sie auf eine der vorgestellten Techniken neugierig geworden sind und mehr dazu lesen und erfahren möchten: Ab Seite 140 finden Sie Literaturtipps und Webadressen dazu.

### WEGE ZUR GELASSENHEIT

In der Übersicht auf den folgenden Seiten erfahren Sie mehr über 14 Entspannungstechniken. Zur schnellen Orientierung lesen Sie immer in einer Kurzbeschreibung, was man unter dem genannten Begriff ver-

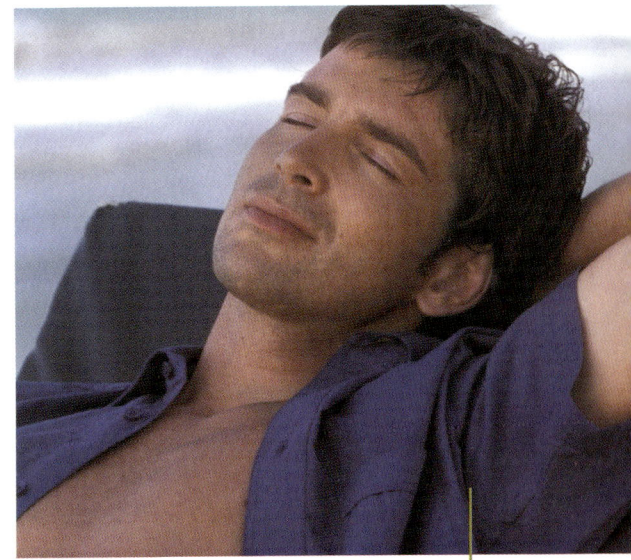

*Ab und an die Seele baumeln lassen: Mit geeigneten Entspannungstechniken klappt es.*

| | AKUPRESSUR/ SHIATSU | ALEXANDER-TECHNIK | ATEMTECHNIKEN |
|---|---|---|---|
| Kurzbeschreibung | Akupressur (chinesisch) und Shiatsu (japanisch) sind beides mit der Akupunktur verwandte Techniken: Bei allen wird Druck ausgeübt – meist mit Fingern, Daumen und Handflächen. Es werden Punkte auf den so genannten Meridianen massiert, was auf alle Körperbereiche wirken soll. | Der australische Schauspieler Frederick Alexander entwickelte dieses Konzept: Es soll helfen, Verspannungen durch bewusste Kontrolle des Bewegungsablaufes und der Körperhaltung zu vermeiden. Es wird nicht in erster Linie die verspannte Muskulatur behandelt, sondern falsche Haltungen, die Verspannungen verursachen. | Viele Menschen haben eine falsche Atemtechnik – ohne es zu wissen. Oft wird man sich der Atmung erst bei körperlicher Anstrengung oder seelischer Belastung bewusst. Stress, Bewegungsmangel, Fehlhaltungen oder Übergewicht tragen noch dazu bei. Dies kann zu verschiedenen Beschwerden und Erkrankungen führen. |
| schnell und leicht erlernbar | ● ● ● | ● ● | ● ● ● ● |
| leicht auszuführen | ● ● | ● ● ● | ● ● ● ● ● ● |
| gut für zwischendurch | ● ● ● | ● ● | ● ● ● ● ● ● |
| gut geeignet für die Ausführung mit Partner | ● ● ● ● ● ● | ● ● ● ● ● ● | ● ● ● ● |
| gut geeignet für »Einzelkämpfer« | ● ● | | ● ● ● ● ● ● |
| Kosten für Ausrüstung (oder die nötige Anzahl von Behandlungen/ Stunden) | ab etwa 200 € für 8 bis 10 Stunden | ab etwa 60 € (Einführungskurs) | ab etwa 60 € (Einführungskurs) |
| besonders geeignet für folgende Körpertypen | ATHLETISCHER TYP  KRAFTTYP | AUSDAUERTYP  ATHLETISCHER TYP | AUSDAUERTYP  ATHLETISCHER TYP |
| ManPower-Tipp | Bei länger anhaltenden Beschwerden konsultieren Sie unbedingt einen Arzt! Sonst werden unter Umständen wichtige Anzeichen einer ernsthaften Erkrankung nicht frühzeitig erkannt und behandelt, da die Akupressur akute Schmerzen lindert. | Alexandertechnik wirkt meist nicht sofort. So bessern sich akute Muskelschmerzen im Nacken, an den Schultern und am Rücken oft erst nach einiger Zeit. | Die Atemtherapie ist eine sanfte Behandlungsmethode. Wenn eine akute, schwere Erkrankung vorliegt, sollte man mit der Anwendung jedoch bis zur Genesung warten. |

| AUTOGENES TRAINING | FUSSREFLEXZONENMASSAGE | MASSAGE/PARTNERMASSAGE | MEDITATIONSTECHNIKEN |
|---|---|---|---|
| Im Laufe der Zeit gewinnen Sie durch autogenes Training die Fähigkeit, Ihre Muskelspannung, Ihren Puls und Ihre Atmung zu beeinflussen und dadurch eine körperliche und seelische Entspannung herbeizuführen. | Der Patient liegt während der Behandlung auf einer Liege. Die Behandlung der Füße kann den gesamten Körper positiv beeinflussen. Da es zu recht starken Reaktionen im gesamten Organismus kommen kann, suchen Sie sich einen gut ausgebildeten Therapeuten. | Massage sorgt für eine bessere Durchblutung der Muskulatur, der Gelenke, der Sehnen und des Organismus. Dadurch werden Organe und Zellen mit sauerstoffreichem Blut versorgt. Schlackenstoffe und Gifte werden aus dem Gewebe gelöst und über das Blut abtransportiert. All das trägt dazu bei, die Gesundheit zu erhalten oder eine Heilung zu begünstigen. | Meditationen sind überlieferte Techniken der Bewusstseins- und Selbstfindung. Meditation bedeutet, sich selbst und das eigene Bewusstsein zu erfahren, Perspektiven zu erweitern. Ein nachgewiesener Langzeiteffekt regelmäßiger Meditation ist der bessere Umgang mit Stress. Man lernt, Abstand zu Alltagsproblemen zu finden und die aktuelle Lebenssituation aus einer veränderten Perspektive zu betrachten. |
| • | • • • | • • | • • • |
| • • | • • • | • • • | • • • |
| • • • | • • | • • • | • • • |
| • • • • • | • • • • • • | • • • • • • | • • • • |
| • • • • • | • • • | • • • | • • • • • |
| ab etwa 200 € (Einführungskurs) | ab etwa 75 € für 3 bis 6 Stunden | ab etwa 200 € für 8 bis 10 Stunden | ab etwa 60 € (Einführungskurs) |
| AUSDAUERTYP  ATHLETISCHER TYP | AUSDAUERTYP  ATHLETISCHER TYP  KRAFTTYP | ATHLETISCHER TYP  KRAFTTYP | ATHLETISCHER TYP |
| Um autogenes Training wirklich beherrschen zu lernen, sollten Sie sich einige Wochen lang von einem ausgebildeten Lehrer anleiten lassen. | Wichtig nach jeder Massage ist eine Nachruhe von etwa 10 bis 20 Minuten, während der Sie ungestört liegen sollten. | Hilft unter anderem bei Verspannungen, bekämpft jedoch nicht deren Ursache. | Beim Meditieren verlangsamt sich die Atmung, der Sauerstoffverbrauch geht zurück, der Hautwiderstand nimmt deutlich zu – Zeichen der Entspannung. |

| | MUSKEL-ENTSPANNUNG | PHANTASIE-REISE | QI GONG |
|---|---|---|---|
| Kurzbeschreibung | Die Muskelentspannung (auch Muskelrelaxation) nach Jacobson ist dem autogenen Training (siehe Seite 137) sehr ähnlich. Nur werden hierbei die Muskeln erst kurz fest angespannt, danach bewusst entspannt. | Phantasiereisen kann jeder problemlos durchführen – etwa mit Kassetten und CDs mit ruhiger Musik und gesprochenen Texten. Der entspannt liegende Zuhörer soll sich dabei der Geschichte oder den Anweisungen anvertrauen, neue Kraft tanken und auf Entdeckungsreise zu inneren Kraftreserven und Potenzialen gehen. | Ähnlich wie Tai Chi (siehe Seite 139) ist Qi Gong eine Art meditative Gymnastik aus China, die Atmung, Bewegung und Haltung miteinander verbindet. Qi Gong hilft unter anderem, zahlreichen Krankheiten vorzubeugen. Außerdem übt man Qi Gong in der Kampfkunst (Wushu), im Bereich des Theaters, des Tanzes und Sportes aus. |
| schnell und leicht erlernbar | ● ● ● ● | ● ● ● ● ● ● | ● ● ● |
| leicht auszuführen | ● ● ● ● | ● ● ● ● | ● ● ● |
| gut für zwischendurch | ● ● ● ● | ● ● ● ● ● ● | ● ● ● ● |
| gut geeignet für die Ausführung mit Partner | ● ● ● | ● ● ● ● | ● ● ● ● ● |
| gut geeignet für »Einzelkämpfer« | ● ● ● ● ● | ● ● ● ● ● ● | ● ● ● ● ● |
| Kosten für Ausrüstung (oder die nötige Anzahl von Behandlungen/ Stunden) | ab etwa 15 € (für ein Einführungsbuch) | ab etwa 15 € (für CD) | ab etwa 150 € für bis zu 20 Stunden |
| besonders geeignet für folgende Körpertypen | AUSDAUERTYP ATHLETISCHER TYP KRAFTTYP | ATHLETISCHER TYP KRAFTTYP | AUSDAUERTYP KRAFTTYP |
| ManPower-Tipp | Sie sollten die Anleitungen (zum Beispiel in einem Buch) ganz genau befolgen, um die Übungen wirklich richtig auszuführen. | | Laut traditioneller chinesischer Medizin führt Qi Gong zu mehr emotionaler Ausgeglichenheit, Konzentration und Gelassenheit. |

ENTSPANNUNGSMETHODEN FÜR IHREN TYP 139

| REIKI | SELBSTGE-SPRÄCH/GEBET | TAI CHI CHUAN | VISUALI-SIERUNGEN |
|---|---|---|---|
| Während Sie entspannt daliegen, legt der Reiki-Therapeut seine Hände auf die Energiezentren Ihres Körpers. Dadurch soll die heilende Energie in den Körper einfließen und Blockaden lösen. Reiki kann bei vielen Beschwerden therapiebegleitend eingesetzt werden. Es hilft vor allem bei psychosomatischen Beschwerden wie Muskelverspannungen, Nervosität und Konzentrationsschwierigkeiten. | Durch das Zwiegespräch mit uns selbst oder ein Gebet können Sie Ihre Absichten und Wünsche für sich selbst klären und die Aufmerksamkeit auf Ihre eigentlichen Ziele lenken. Das hilft, diese auch tatsächlich zu erreichen. Man lernt, Erfahrungen bewusster wahrzunehmen und gezielt umzusetzen. Das funktioniert völlig unabhängig von Konfession oder Religion. | Tai Chi Chuan verbindet Übungen zu Bewegung, Meditation und Heilgymnastik. Tai Chi Chuan gilt heute als eine geeignete Methode, um die Gesundheit zu erhalten. Auch bei stressbedingten Beschwerden wie Schlafstörungen, Migräne, Nervosität und Unzufriedenheit kann Tai Chi Chuan sehr hilfreich sein. | Visualisieren heißt, sich etwas so bildlich vorzustellen, dass es vor dem »inneren Auge« sichtbar wird. Wenn Sie sich Ihre Wünsche und Ziele auf diese Art vorstellen, lernen Sie diese besser kennen, und es fällt Ihnen leichter, sie in die Realität umzusetzen. |
| ● ● | ● ● ● ● ● | ● | ● ● ● |
| ● ● ● ● | ● ● ● ● ● | ● | ● ● ● ● ● |
| ● ● ● ● | ● ● ● | ● ● | ● ● ● ● |
| ● ● ● ● ● ● | ● ● ● | ● ● ● ● ● | ● ● |
| ● ● ● ● ● | ● ● ● ● ● ● | ● ● ● ● ● | ● ● ● ● ● ● |
| ab etwa 150 € für den 1. Grad Reiki | keine | ab etwa 150 € für bis zu 20 Stunden | keine |
| AUSDAUERTYP<br>ATHLETISCHER TYP<br>KRAFTTYP | ATHLETISCHER TYP<br>KRAFTTYP | AUSDAUERTYP<br>ATHLETISCHER TYP | ATHLETISCHER TYP<br>KRAFTTYP |

# ZUM NACHSCHLAGEN

## BÜCHER, DIE WEITERHELFEN

### Sport- und Fitness-Ratgeber

♦ Boeckh-Behrens, W.-U. / Buskies, W.: **Fitness-Krafttraining;** Rowohlt, Reinbek
♦ Heggie, J.: **Besser Laufen – das 30 Tage Programm;** Rowohlt, Reinbek
♦ Klitschko, V. und W.: **Unser Fitness-Buch;** Gräfe und Unzer Verlag, München
♦ Müller-Wohlfahrt, Dr. H.-W.: **Mensch, beweg Dich!;** Verlag Zabert Sandmann, München
♦ Regelin, P.: **Stretching. Die besten Übungsprogramme für elastische Muskeln und einen schönen Body;** Gräfe und Unzer Verlag, München
♦ Rüdiger, M.: **Power-Walking;** Gräfe und Unzer Verlag, München
♦ Strunz, Dr. med. U.: **Forever young. Das Erfolgsprogramm / Forever young. Das Leicht-Lauf-Programm (Buch mit CD)** und **Forever young. Das Muskelbuch;** alle Gräfe und Unzer Verlag, München
♦ Trunz, E. / Freiwald, J. / Konrad, P.: **Fit durch Muskeltraining – Übungen für das Sportstudio;** Rowohlt, Reinbek
♦ Wade, J. / Starringer, Dr. med. G.: **Basic Fitness;** Gräfe und Unzer Verlag, München
♦ Wessinghage, Dr. T.: **Laufen;** BLV, München

### Rund um das Thema Ernährung

♦ Cooper, J. / Lance, K.: **Schnell zum Wunschgewicht – Das individuelle Diätprogramm für Ihren Körpertyp;** Naumann und Göbel, Köln

♦ Grillparzer, M.: **Fatburner. So einfach schmilzt das Fett weg;** Gräfe und Unzer Verlag, München

♦ Gutjahr, I.: **Das große Dr. M.O. Bruker-Ernährungsbuch;** EMU-Verlag, Lahnstein

♦ Strunz, Dr. med. U.: **Forever young. Das Ernährungsprogramm;** Gräfe und Unzer Verlag, München

### Noch mehr Entspannungstipps

♦ Johnen, W.: **Muskelentspannung nach Jacobson;** Gräfe und Unzer Verlag, München

♦ Konnerth, T.: **Montag ist erst übermorgen – Wohlfühltipps fürs Wochenende;** Herder Verlag, Freiburg

♦ Langen, Prof. Dr. med. D.: **Autogenes Training;** Gräfe und Unzer Verlag, München

♦ Trökes, A.: **Das große Yoga-Buch;** Gräfe und Unzer Verlag, München

### Gesundheit allgemein

♦ Carr, A.: **Endlich Nichtraucher;** Goldmann Verlag, München

♦ Feil, Dr. W. / Wessinghage, Dr. T.: **Ernährung und Training fürs Leben;** WESSP, Nürnberg

♦ Michel, K. P. / Wellmann, W.: **Die eigenen Stärken entwickeln;** J. Kamphusen-Verlag, Bielefeld

♦ Schutt, K.: **Massagen – Wohltat für Körper und Seele;** Gräfe und Unzer Verlag, München

♦ Seiwert, Prof. L.: **Das Bumerang-Prinzip: Mehr Zeit fürs Glück;** Gräfe und Unzer Verlag, München

♦ Seiwert, Prof. L.: **Das Bumerang-Prinzip: Don't hurry, be happy;** Gräfe und Unzer Verlag, München

## ADRESSEN UND LINKS, DIE WEITERHELFEN

### Adressen Deutschland

♦ **Bundesministerium für Gesundheit,** Am Propsthof 78a, 53121 Bonn (www.bmgesundheit.de/minist/minist.htm)

♦ **Deutsche Gesellschaft für Ernährung e. V.,** Godesberger Allee 18, 53175 Bonn (www.dge.de)

### Adressen Österreich

♦ **Bundesministerium für öffentliche Leistung und Sport;** Prinz Eugen-Str. 12, 1040 Wien (sport.austria.gv.at)

### Adressen Schweiz

**Bundesamt für Sport Magglingen (BASPO),** Hauptstrasse 243, 2532 Magglingen (www.baspo.ch)

### Links

♦ **www.dsb.de** Die Site des Deutschen Sportbundes

♦ **www.richtigfit.de** Vereine, Fitness-Programme und Tests sowie ein Fitness-Lexikon

♦ **www.fitforfun.de** Virtueller Personal Trainer, Rezepte und individuelle Trainingspläne

♦ **www.fitnesswelt.com** Suche nach regionalen Fitness-Anbietern

♦ **www.sportprogesundheit.de** Suche nach Kursen und Sportvereinen

♦ **www.medinet.de/de/homepage.html** Medizinische Gesundheitstipps

♦ **www.menshealth.de** Großes Portal für Männer und Fitness

♦ **www.personalfitness.de** Alle Personal Trainer in Deutschland

# REGISTER

**A**erob, anaerob 86 f.
Armmuskeln 73 f.
Arzt 19, 89
Atmung 16 f.
Aufwärmen 47, 51
Ausdauer 13, 23, 84 ff.
Ausdauersportarten 89 ff.
*Ausfallschrittkniebeuge 64 f.*
Ausgangspositionen 54 f.

**B**aden 133
*Balancetest 26*
Ballaststoffe 119
Basisausrüstung Sport 44
Basis-Level (BL) 88, 98 f.
Bauchmuskeln 25, 58, 65 f.
*Beinaußenseiten dehnen 106*
*Beininnenseiten dehnen 106*
Beinmuskeln 57, 64, 104 ff.
Belastungspuls 87
*Beweglichkeitstest 24 f.*
Bewegungsapparat 13 f.
*Bizeps dehnen 109*
Blutdruck 21 f.
BMI (Body-Mass-Index) 20 f.
*Boxer-Übung 61 f.*
Brustmuskeln 60 f., 67 f., 109
*Brustmuskulatur dehnen 109*
Bürosport 75 ff., 111 f.
*Büro-Schmetterling 111*
*Büro-Taekwondo 76*

**C**heck-up (Gesundheit) 19, 47
*Concentration-Curls 73*
Cool-down 47, 51
*Crunches 58*

**D**ehnen 47, 51, 102 ff.
*Diagonales Arm- und Beinheben 59*

*Einarmiges Rudern vorgebeugt 63*
*Einarmiges Rudern vorgebeugt »pro« 68 f.*
Eiweiß 119
Entspannung 127 ff.
Ernährung 13, 116 ff.
Ernährungstipps, individuelle 124 ff.

**F**ahrradfahren 31, 90 f.
Fatburning 95 ff.
Fette in der Nahrung 118 f.
Fettverbrennungspuls 99
Figurprobleme 96
Fitness-Test 20 ff.

**G**esäßmuskulatur 64 f.
Geschmacksrichtungen 122
Gewicht 20 f., 49
Gewichte (Training) 51, 56
Gleichgewichtssinn 26

**H**aarpflege 132
Haltungstipps 54 f.
Herz 18 f.
Herzfrequenz 88, 98 f.
High-Level (HL) 88, 98 f.
Hormone 16
*Hüftbeuger dehnen 107*

**I**ntervalltraining 45 f.

*Käfer 65 f.*
*Kickbacks 74*
*Klimmzüge 69 f.*
*Kniebeuge im Türrahmen 75 f.*
*Kniebeuge, tiefe 57*
Kohlenhydrate 119
Körper 8 ff., 15 ff., 96 f., 120
Körperpflege 132
Körpertypen 11
Kraftausdauer 46
Krafttraining 13, 33, 50 ff.

*Kreuzheben 66 f.*

**L**aktat 48
Laufen 32, 89 f.
*Liegestütz 60 f.*

**M**acho-Liegestütz 67 f.
Maximalkraft 46
Mischtypen 125
Motivationstipps 41
Muskelaufbau 50 ff.
Muskelkater 48
Muskeln 19 f., 52 f., 104
Muskelverkürzung 103

**N**ahrungsergänzung 120
Nordic Walking 49

**O**beren Rücken dehnen 108
*Oberschenkelrückseite dehnen 105*
Oft gefragt 14, 48 f.
Outdoor-Sport 43

**P**ersonal Fitness Training 9
Programmplanung 40 ff., 47
Pulsuhr 48, 87, 99

**R**asieren 132 f.
Rauchen 22, 128
Regenerationszeit 45
Reisen, Sport auf 42 f.
Rückenmuskeln 58 f., 61, 66 f., 107 f.
Ruhepuls 22

**S**atz 47
*Schildkröte 77*
Schlaf 16, 33
Schnellkraft 46
*Schreibtisch-Raupe 111*
*Schulteraußenrotation liegend 72*
Schultermuskulatur 71 f.
Schwimmen 35, 91 f.

*Seitheben stehend 71*
*Seitliche Rumpfmuskulatur dehnen 108*
*Sit and Reach 24 f.*
*Sit-downs 78*
Sportarten 29 ff.
Sportgeräte 44, 86
Sportstudio 43, 85 f.
*Stepp-Test 23 f.*
Stoffwechsel 16
Stress 127 ff.
Stretching 37, 47, 51, 102 ff.
Stretching-Pläne 113
*Superhero 78*
Superkompensation 45

**T**raining 14
Trainingsherzfrequenz 88, 98 f.
Trainingspläne 79 ff., 92 ff.
Trainingsplanung 45 ff.
Trainingsprinzipien 45 ff.
*Trizeps dehnen 110*

**Ü**bergewicht 21
*Unteren Rücken dehnen 107*

**V**erspannungen 75
Vorteile Sport 10, 85

**W**adendehnung 104
Warm-up 47, 51
Website 140
Wellness 128
Wiederholung 47
Wiederholungsmethode 46

**Z**iele, sportliche 13
Zielzone 87 f., 98 f.
Zubehör 44

Alle Übungsbezeichnungen sind *kursiv* gedruckt.

# IMPRESSUM

**Redaktion:** Reinhard Brendli
**Lektorat:** Ina Raki
**Fotoproduktion:** Christian Dahl
**Weitere Fotos:** Barbara Bonisolli: hintere Innenklappe links; Corbis: S. 4, 42; Folio ID: S. 84, hintere Umschlagseite (Mitte); Gettyimages: S. 29; Andreas Hosch: S. 40, 89; IFA: vordere Umschlagseite, S. 1; Image Bank: S. 8; Jump: S. 86, 91, 93, 135; Mauritius: S. 15, 43, 127; Premium: S. 2, 6, hintere Außenklappe oben; Tom Roch: S. 101; Reiner Schmitz: S. 117, 119, 121, 124; Roberto Simoni: S. 44; Tanita: S. 49; Zefa: S. 3, 114, hintere Außenklappe unten, hintere Innenklappe rechts
**Illustrationen:** Detlef Seidensticker
**Umschlaggestaltung und Layout:** Claudia Fillmann, independent Medien-Design
**Herstellung:** Susanne Mühldorfer
**Satz:** Ludger Vorfeld
**Lithos:** Fotolito Longo, Bozen
**Druck und Bindung:** Druckhaus Kaufmann, Lahr

ISBN 3-7742-5425-7

| Auflage | 5. | 4. | 3. | 2. | 1. |
|---|---|---|---|---|---|
| Jahr | 2007 | 2006 | 2005 | 2004 | 2003 |

## Umwelthinweis

Dieses Buch wurde auf chlorfrei gebleichtem Papier gedruckt. Um Rohstoffe zu sparen, haben wir auf Folienverpackung verzichtet.

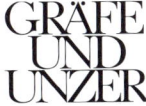

GRÄFE
UND
UNZER

*Ein Unternehmen der*
GANSKE VERLAGSGRUPPE

## Dank

Autoren und Verlag danken Herrn Dr. med. Thomas Wessinghage für seine freundliche Bereitschaft, ein Vorwort für dieses Buch zu verfassen. Weiterhin geht unser Dank an Herrn Olaf Braeschke, Sportwissenschaftler und Humanbiologe, für die fachwissenschaftliche Begutachtung des Manuskriptes.

## Wichtiger Hinweis

Alle Ratschläge, Übungen und Anregungen in diesem Buch wurden sorgfältig recherchiert und in der Praxis erprobt. Sie sind für Menschen mit normaler Konstitution geeignet. Dennoch sind alle Leser aufgefordert, in eigener Verantwortung zu entscheiden, ob und inwieweit Sie die Vorschläge in diesem Buch umsetzen können und möchten.
Weder die Autoren noch der Verlag können für eventuelle Nachteile oder Schäden, die aus den im Buch gegebenen praktischen Hinweisen resultieren, eine Haftung übernehmen.

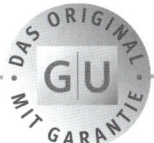

### Das Original mit Garantie

**IHRE MEINUNG IST UNS WICHTIG:** Deshalb möchten wir Ihre Kritik, gerne aber auch Ihr Lob erfahren, um als führender Ratgeberverlag für Sie noch besser zu werden. Darum: Schreiben Sie uns! Wir freuen uns auf Ihre Post und wünschen Ihnen viel Spaß mit Ihrem GU-Ratgeber.

**UNSERE GARANTIE:** Sollte ein GU-Ratgeber einmal einen Fehler enthalten, schicken Sie uns bitte das Buch mit einem kleinen Hinweis und der Quittung innerhalb von sechs Monaten nach dem Kauf zurück. Wir tauschen Ihnen den GU-Ratgeber gegen einen anderen zum gleichen oder ähnlichen Thema um.

Ihr Gräfe und Unzer Verlag
Redaktion Gesundheit
Postfach 86 03 25, 81630 München
Fax: 0 89/4 19 81-1 13
e-mail: leserservice@graefe-und-unzer.de

# DER MANPOWER-TYPENTEST

## 3 X 7 FRAGEN ZU KÖRPERBAU, PHYSIOLOGIE UND LEBENSSTIL

In der vorderen Umschlagklappe haben Sie gelesen, dass die Übungsprogramme in diesem Buch auf drei Körpertypen abgestimmt sind. Diese Typen orientieren sich an Vata, Pitta und Kapha, den drei grundlegenden Kräften aus der indischen Gesundheitslehre Ayurveda.

Bestimmt sind Sie schon gespannt, welcher Körpertyp Sie selbst sind – hier erfahren Sie es: Kreuzen Sie bei den folgenden Fragen jeweils die Antwort an, mit der Sie sich am ehesten beschrieben finden. Manchmal wird es mehr als eine Möglichkeit geben. Kreuzen Sie in diesen Fällen einfach alle zutreffenden Antworten an.

### 7 FRAGEN ZUM KÖRPERBAU

**1. Was zeigt Ihnen der Spiegel?**
♦ Ich habe eine mittlere, wohlproportionierte Statur. —— ☐ B
♦ Ich bin und war schon immer schlank. —— ☐ A
♦ Ich habe eher eine kräftige, starke Statur. —— ☐ C

**2. Blick zurück: Wie sahen Sie als Kind aus?**
♦ Ich war als Kind immer ein wenig plump oder pummelig. —— ☐ C
♦ Ich war schlank. —— ☐ A
♦ Ich hatte eine mittlere und ausgewogene Statur. —— ☐ B

**3. Leicht oder stark: Wie sind Ihre Knochen?**
♦ Meine Knochen sind leicht, ich bin eher feingliedrig. —— ☐ A
♦ Ich habe eher schwere Knochen. ☐ C
♦ Meine Knochen sind mittelstark. ☐ B

**4. Hautsache: Wie gut tut Ihnen Sonne?**
♦ Ich habe einen dunkleren Teint und bräune recht schnell und leicht. —— ☐ A
♦ Ich bräune langsam, aber gleichmäßig, und meine Haut bleibt auch an heißen Tagen lange kühl. —— ☐ C
♦ Ich habe eine helle Haut und hole mir ziemlich schnell einen Sonnenbrand. —— ☐ B

**5. Proportionen – wie steht es damit?**
♦ Ich habe einen stämmigen, kräftigen Oberkörper und einen relativ kurzen Hals. —— ☐ C
♦ Ich bin eher schlaksig und habe schlanke Gliedmaßen und schmale Gelenke. —— ☐ A
♦ Die Proportionen meines Körpers sind recht ausgewogen. —— ☐ B

**6. Ein Blick auf die Problemzonen: Wo versteckt sich Ihr Körperfett?**
♦ Bei mir leider am Kinn und wie ein »Rettungsring« rund um die Körpermitte. —— ☐ B
♦ Fett setzt sich bei mir vorwiegend am Oberkörper (Bauch, Brustkorb, Taille) ab. —— ☐ C
♦ Eher unterhalb des Nabels, ansonsten am ganzen Körper gleichmäßig. ☐ A

**7. Ab auf die Waage: Was sehen Sie?**
♦ Ich nehme leicht zu oder ab, wenn der Wille da ist. —— ☐ B
♦ Ich nehme schnell zu – und habe Probleme, wieder abzunehmen. —— ☐ C
♦ Mir fällt es eher schwer, zuzunehmen. —— ☐ A